儿童口腔医学
实验教程

总主编　叶　玲

主　编　邹　静

副主编　张　琼　舒　睿　黄睿洁

编　委　（以姓氏笔画为序）

王　了　四川大学华西口腔医学院　　　张越茗　四川大学华西口腔医学院

王　艳　四川大学华西口腔医学院　　　周陈晨　四川大学华西口腔医学院

王　雁　四川大学华西口腔医学院　　　周　昕　四川大学华西口腔医学院

马　佳　四川大学华西口腔医学院　　　周　媛　四川大学华西口腔医学院

刘人恺　四川大学华西口腔医学院　　　贾小玥　四川大学华西口腔医学院

苏晓霞　四川大学华西口腔医学院　　　黄睿洁　四川大学华西口腔医学院

杨　燃　四川大学华西口腔医学院　　　彭怡然　四川大学华西口腔医学院

邹　静　四川大学华西口腔医学院　　　舒　睿　四川大学华西口腔医学院

张　琼　四川大学华西口腔医学院　　　蒙明梅　四川大学华西口腔医学院

人民卫生出版社

·北　京·

图书在版编目（CIP）数据

儿童口腔医学实验教程/邹静主编.—北京：人民卫生出版社，2023.10
ISBN 978-7-117-35421-9

Ⅰ.①儿… Ⅱ.①邹… Ⅲ.①小儿疾病–口腔科学–实验–医学院校–教材 Ⅳ.①R788-33

中国国家版本馆 CIP 数据核字（2023）第 191228 号

| 人卫智网 | www.ipmph.com | 医学教育、学术、考试、健康，购书智慧智能综合服务平台 |
| 人卫官网 | www.pmph.com | 人卫官方资讯发布平台 |

儿童口腔医学实验教程
Ertong Kouqiang Yixue Shiyan Jiaocheng

主　　编：邹　静
出版发行：人民卫生出版社（中继线 010-59780011）
地　　址：北京市朝阳区潘家园南里 19 号
邮　　编：100021
E - mail：pmph @ pmph.com
购书热线：010-59787592　010-59787584　010-65264830
印　　刷：天津市光明印务有限公司
经　　销：新华书店
开　　本：787×1092　1/16　印张：19
字　　数：331 千字
版　　次：2023 年 10 月第 1 版
印　　次：2023 年 11 月第 1 次印刷
标准书号：ISBN 978-7-117-35421-9
定　　价：128.00 元

打击盗版举报电话：010-59787491　E-mail：WQ @ pmph.com
质量问题联系电话：010-59787234　E-mail：zhiliang @ pmph.com
数字融合服务电话：4001118166　E-mail：zengzhi @ pmph.com

前　言

　　儿童口腔医学（pediatric dentistry）是在口腔医学范畴中以0~18岁儿童为对象，研究其口腔疾病的发病机制与特点，诊断和治疗方法，以及对不同年龄阶段的儿童实施口腔卫生宣教及预防措施等内容的独立学科。随着国家经济的发展，人民生活水平的提高，近30年来人们的口腔保健意识明显增强，尤其对儿童口腔健康水平的要求明显提高。在知识不断进步的今天，儿童口腔医学也涌现出许多新理念、新知识、新方法和新技术，临床技术和规范随着循证口腔医学的发展也更新迅速，从儿童口腔行为管理到行为引导，从银汞合金修复治疗到微创牙科（minimal dentistry, MD），从阻断性矫治到功能性训练、咬合发育管理，具体操作难以在现有的教材中逐项详细体现。

　　我国目前有3亿多12岁以下儿童，全国第四次口腔健康流行病学调查报告显示儿童口腔疾病发病率高，治疗需求大，对学科发展及儿童口腔专科医师的培养也提出了更高的要求。儿童口腔医学实验教程是口腔专业本科学生从了解儿童口腔医学基本理论到开始临床实践、从事儿童口腔临床工作的桥梁，本实验教程可帮助学生理解儿童口腔临床的理念与诊疗过程，学习并初步掌握儿童口腔临床的规范化操作步骤，学科的人文关怀和系统性健康管理。

　　本教程的主要内容有：儿童口腔疾病病史采集及口腔检查，乳牙的解剖结构特点及乳恒牙鉴别，儿童口腔临床的常用影像学检查技术，儿童龋风险评估及防龋方案和婴幼儿口腔护理计划的制订，儿童口腔治疗中的非药物性行为引导和药物性行为管理技术，儿童口腔治疗中的四手操作技术，特殊儿童个性化口腔护理用品的设计与制作，儿童口腔临床的橡皮障隔离技术，复合树脂充填及乳磨牙金属预成冠修复技术，乳前牙透明成形冠套修复技术，窝沟封闭及预防性树脂充填技术,外伤牙的复位固定术,化学去腐和过渡性修复技术,乳牙及年轻恒牙的间接牙髓治疗等牙髓治疗技术,乳牙拔除术,儿童口腔治疗中的软组织修整术,显微镜和激光在儿童口腔临床中的应用及咬合发育管理最新理念和技术的介绍和应用,儿童口腔临床中的基础生命支持培训和急诊治疗以及儿童口腔医生面对孩子和家长的临床访谈培训。建议本实验教程100~120学时完成。

邹　静

2023 年 8 月

目　录

实验一　儿童口腔疾病病史采集及口腔检查

【目的和要求】

初步掌握临床上儿童口腔科患儿的病史采集及口腔检查方法,了解儿童口腔颌面部及口腔检查前的行为引导及准备,儿童口腔检查的特点以及辅助检查的选择。

【实验内容】

1. 儿童口腔疾病的病史采集。
2. 儿童口腔检查前的行为引导。
3. 儿童口腔检查的基本方法。
4. 儿童口腔检查的辅助方法。

【实验用品】

口腔治疗椅、口镜、镊子、探针、器械盘、无菌手套、一次性医用口罩、一次性医用帽子等。

【方法和步骤】

由于不同年龄阶段儿童具有不同的行为及牙列特点,儿童口腔疾病病史采集及口腔检查有别于成人。熟练掌握儿童口腔疾病病史采集及口腔检查的方法和技巧是儿童口腔临床诊疗工作的前提和基础,全面系统地制订儿童口腔治疗方案与口腔健康管理方案对维护儿童口腔健康及全身健康具有重要意义。

1. 儿童口腔疾病的病史采集　在儿童口腔临床中,儿童口腔疾病的病史采集通常由医师、护士与患儿和家长进行有针对性地交谈来获得。由于一些低龄儿童对病情的表达常有困难且不准确,因此,我们一般通过与其法定监护人或看护人对病史的陈述来采集疾病的发生、发生和既往的诊疗情况。在询问病史过程中态度应亲切和蔼,语言通俗易懂,同时要尊重他们的隐私并为其保密,以取得家长和患儿的信任。病史采集应尽量全面,避免先入为主,不能用诱导或暗示性的语言来得到医师主观期望的回答,以免误诊。

（1）基本信息:儿童在初次就诊时应建立其口腔健康档案,医师或助理应仔细核对患儿姓名、性别、出生年月、民族、家庭住址、联系人姓名及联系方式。

（2）主诉(chief complaint,CC):是指儿童就诊时的主要症状及持续时间。一般是家长或监护人描述患儿目前主要想解决的问题及出现这个口腔健康问题的时间。需要医师在记录时用简洁的语言概括这次就诊的主要原因。如"左下后牙肿痛2天""下颌前牙出现双排牙1周求治"。

（3）现病史(history of present illness):这一部分是病史采集的最重要的部分,需围绕家长或看护者的主诉来展开。询问患儿出现主诉症状的开始时间,至此次就诊疾病的发生、发展、演变过程及诊疗情况。

例如,患儿此次就诊是常规口腔检查,需要询问患儿上一次到儿童口腔临床就诊的时间、原因、做过什么治疗,有无不适症状。若有口腔科治疗史,详细叙述患牙的诊断及治疗措施,治疗后有无阳性体征和症状。又如,患儿此次是以牙痛为主诉就诊,需要从疼痛的部位、发作方式、疼痛的程度和持续时间,有无冷热刺激痛、有无肿胀、伸长感或牙齿松动等。

对于有鉴别诊断意义的阴性体征或症状,也需要同时询问并做好记录以备复查时了解病情的发展情况。

（4）既往史(past medical history):不仅应包括患牙所接受过的所有治疗,还应包括患儿过去的口腔健康状况、口腔卫生习惯、喂养方式、饮食习惯,全身其他器官系统的健康状况、医疗史,特别是与口腔疾病相关的全身疾病史及其治疗情况。

例如,上颌前牙多数牙面颈部龋坏的患儿多数情况能了解到不正确的奶瓶喂养史,单个上颌乳前牙出现变色、唇龈瘘而未发现明显龋坏者往往能询问出患儿曾有过外伤史。出现乳磨牙邻面边缘嵴变色、影像学检查证实有乳磨牙隐匿性龋存在的患儿常在询问家长时发现没有使用牙线清洁牙面的习惯。

（5）家族史(family history):儿童某些牙齿发育异常及错𬌗畸形等可能有家族史。一些遗传性疾病有非常明显的口腔表征,在病史采集时应仔细询问父母、兄弟姐妹等亲属有无相似的口腔和全身表现,同时注意尊重患儿及家长的意见,保护他们的隐私,建立良好的交流氛围,为患儿提供最佳的诊治方案。

（6）过敏史:某些特殊体质的患儿对口腔用药可能发生过敏反应。在病史采集过程中应注意询问家长或看护人患儿对药物或食物是否存在过敏史,以指导临床用药,降低不良反应的发生。

2. 儿童口腔检查前的行为引导（同学可模拟临床情景相互间进行）

（1）缓解患儿紧张心理:医护人员从询问病史开始就应该亲切、面带微笑,用鼓励性的语言或询问他们喜欢的东西消除患儿的紧张焦虑。也可以向儿童展示口镜等用具,取得患儿的信任与合作。

（2）调节适当的位置:为婴幼儿进行口腔检查时,可让家长和医师呈"膝对膝"的对坐位,医师将孩子的头置于自己并拢的双腿上,孩子的双腿分开置于家长身体的两侧,家长的双手拉着孩子的双手轻轻固定于孩子身体的两侧进行口腔检查（图1-1）。2~3岁的孩子进行口腔检查时,可坐或躺在家长的怀中,检查者可顺应孩子的体位（图1-2）。

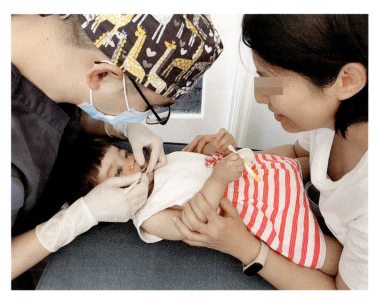

图1-1 "膝对膝"体位的口腔检查

（3）提供护目镜:为避免灯光直接照射到孩子眼睛,可为孩子提供各种颜色的护目镜（图1-3）。

（4）告知-演示-操作（tell show do,TSD）:患儿在牙椅上准备好以后,医师需要用亲切自然的语言消除孩子对口腔检查和治疗的焦虑,尽可能取得患儿的合作。儿童口腔临床常采用告知-演示-操作的方式（详见后面行为引导章节）完成其口腔检查,以获得准确的资料,并为患儿能配合后续治疗打下良好的基础。

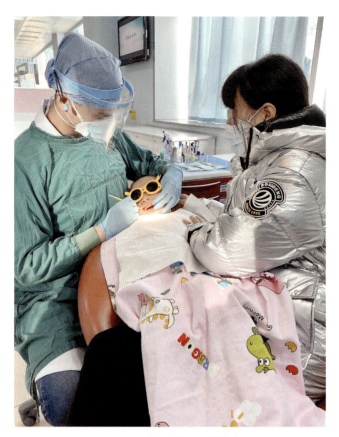

图 1-2　幼儿的口腔检查

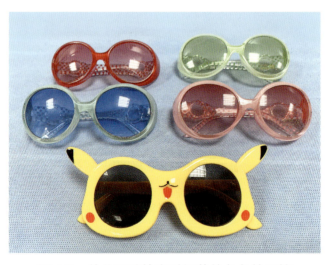

图 1-3　幼儿口腔检查时佩戴的各色护目镜

3. 儿童口腔检查的基本方法

（1）视诊（inspection）:通常按一定顺序全面检查以免遗漏。

1）颌面部情况

① 表情和意识神态检查:观察患儿表情,了解其意识状况。牙外伤患儿如出现意识、神态等方面的变化,常提示合并颅脑损伤,应立即建议家长或看护人到综合医院急诊就诊。

② 颜面部外形和色泽检查:观察患儿颜面部外形是否左右对称,颜面部各部分之间比例是否协调,有无畸形。若乳牙急性根尖周炎可出现颌面部肿胀,合并间隙感染可能出现相应部位皮肤颜色的改变。

2）口内检查

① 口腔前庭的检查:依次检查唇、颊、牙龈黏膜,唇颊沟以及唇颊系带情况,注意系带附着的位置有无异常,嘱患儿前伸舌时观察是否舌尖呈"W"形、中间凹陷,牙龈黏膜的颜色有无改变,唇颊黏膜、牙龈有无溃疡,腮腺导管乳头有无红肿、溢脓。

② 牙的检查:首先观察患儿所处的牙列时期,牙齿的萌出状态,所有牙齿的形态、数目、颜色、排列是否正常,有无色素、软垢和充填体。对龋齿的视诊要仔细观察龋洞的位置、大小和深浅。对外伤牙的视诊要注意观察有无牙釉质裂纹、牙冠折断部位,有无牙本质暴露、有无近髓或牙髓暴露等。边缘嵴完整的牙齿出现"墨浸样"颜色改变表明该部位已患龋。

③ 开口度:正常的开口度约相当于患儿自身的示指、中指、无名指三指合拢时的宽度,若发现开口度或/和开口型异常需进行颞下颌关节的进一步检查。颌面部外伤致咬肌痉挛或存在颌骨骨折均可出现开口受限。

（2）探诊（exploration）:应用探针检查以确定病变部位及范围。所用器械有普通探针、牙周探针和窦道探针等。探诊检查可能引起患儿不适,但不能引起疼痛,否则检查和治疗都将无法取得孩子的配合。

探诊时动作要轻柔,要有支点,同时注意观察患儿的眼神和表情。不建议在进行脱矿或新萌出的年轻恒牙窝沟探查时使用普通的尖头探针,以免破坏可再矿化的牙釉质表面或损伤正常的年轻恒磨牙𬌗面窝沟结构。

儿童恒切牙和第一恒磨牙萌出后应进行牙周探查,这样可及时发现并处理牙周问题。对年幼儿童也应不定期进行仔细的牙周状况探查。

（3）触诊（palpation）:也称扪诊,是用手指轻柔触摸或按压患病部位,根据患儿的反应和医师的感觉进行检查和诊断的方法。如用示指轻轻按压牙龈,检查患儿是否有压痛或波动感、牙龈黏膜转折处是否膨隆,检查增生的牙龈组织质地是否坚韧等。检查下颌下或颈部淋巴结、颞下颌关节时也常使用触诊的方法。

(4)叩诊(percussion):用平端的金属器械,如平端的口镜叩击牙齿,观察患儿对叩击的反应。儿童叩诊时需注意从健康的对侧同名牙和邻牙开始叩诊,再移至可疑患牙。叩诊的力量以叩诊正常牙不引起疼痛的力量为宜,叩诊时应避免主观诱导,力求客观结果。低龄儿童,精神、智力障碍或不合作儿童不建议行叩诊检查。

在叩诊的同时可结合听诊,即判断叩击牙齿发出的声音清或浊对于疾病的判断有一定的参考意义。如牙固连或外伤发生牙挫入情况下,叩诊可听到金属高调音。

(5)松动度(tooth mobility):用镊子夹持前牙切缘进行摇动,镊子合拢后抵在后牙咬合面中央进行唇颊舌向及近远中向的摇动进行牙齿松动度的检查。临床上常用的牙松动度记录方法是以牙冠松动方向进行评估,可分为Ⅰ、Ⅱ、Ⅲ度松动。正常情况下牙有一定的生理性动度,特别是对于刚萌出的年轻恒牙和发生牙根生理性吸收的替换期乳牙,均可检查到有一定的生理性动度,在临床检查时要和存在炎症、殆创伤、牙外伤等情况下的病理性松动予以鉴别。

(6)咬合检查:儿童口腔临床检查时医师常常会被龋洞吸引而忽略口腔对患儿咬合发育阶段的评估。在全面检查口腔软组织后,应注意咬合的检查,观察牙和骨骼是否存在异常情况。在儿童和青春前期,牙列和咬合会发生较大变化,应在临床检查中常规检测对患儿面部对称性、磨牙关系、前牙覆殆覆盖关系、上下颌前牙的中线、牙弓形态、对称性及其长度和牙量的关系。定期对儿童的咬合发育进行评估可阻断并纠正不良的咬合改变。

4. 儿童口腔检查的辅助方法

(1)影像学检查:为了获得足够的诊断依据常常需要进行影像学检查,但应注意只有当病史或口内检查不能提供足够的诊断信息时才需要进行放射线检查。进行拍摄时需使用铅领、铅裙对儿童进行有效防护。

如果患儿有过影像学检查,应尽量获得以前的放射线检查结果。临床上有可能因患儿拍片时合作差而不能获得有诊断价值的清晰X线检查影像,医师应告诉家长因缺少影像学检查结果可能出现的风险及不确定性。

如果家长拒绝进行影像学检查,一定要在病历上注明。

儿童口腔科常用的影像学检查包括拍摄根尖片、殆翼片(bite-wing radiograph)、全景片(panoramic radiograph)、头影测量片(cephalometric radiograph)、咬合

片（occlusal radiograph）。

1）根尖片：用于检查牙体、牙周、根尖周及根分歧病变，是儿童口腔临床应用最广泛的影像学检查方法。儿童牙外伤初诊和复查时的根尖片也是经常采用的影像学检查手段。在乳牙根尖片中尤其要观察根分歧部位的密度变化及其下方围绕恒牙胚的硬骨板连续性，这对于乳牙牙髓病、根尖周病的诊断和治疗计划的确定具有重要的临床意义（图1-4）。

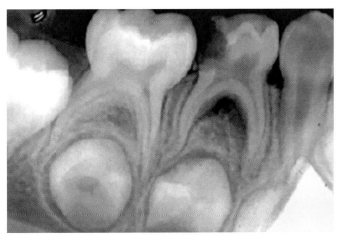

图1-4 乳牙根尖片显示第一乳磨牙远中穿通髓腔的龋坏及根分歧下骨质破坏

2）粭翼片：用于检查磨牙的牙冠结构、髓腔大小、邻面龋的深度及邻面充填体边缘密合情况、乳牙牙根吸收、恒牙胚位置及其与乳牙牙根的关系等。

3）全景片：用于检查儿童颌骨、乳恒牙发育的整体状况、牙周病变、口腔颌面部肿瘤、外伤、颞下颌关节病变以及研究记录口腔颌面部的生长发育。拍摄儿童后牙根尖片时常容易引起患儿恶心，而拍摄全景片无须将胶片放入口中，容易得到患儿的配合。但这种体层片上显示的细微结构不清晰，尤其是颌骨弧度异常或牙列咬合不良者，其体层片的上部分结构常显示模糊，因此在临床上不能代替根尖片或粭翼片检查。

4）头影测量片：常用于分析正常及错粭畸形儿童牙颌、颅面形态结构，颅面部生长发育及记录矫治前后的牙颌、颅面形态结构变化。

5）咬合片：分上颌前部咬合片、上颌后部咬合片、下颌前部咬合片及下颌横断咬合片四种。在儿童口腔临床主要用于上下颌前部多生牙、阻生牙、下颌颏部骨折及骨质变化的辅助检查。由于锥形束CT技术的应用日益广泛，目前倾向于使用小视野锥形束CT替代咬合片的检查。

6）锥形束CT（cone-bean computed tomography，CBCT）：简称CBCT，由于其在良好的解剖图像背景上显示病变部位的三维立体影像，因此在儿童口腔临床中有较多的应用，在牙齿发育异常的诊断、尤其在弯曲牙、多生牙、阻生牙等的定位上具有重要意义。

（2）龋活跃性检测（caries activity test，CAT）：龋活跃性是指一定时间内新龋的发生和龋进行性发展速度的总和。CAT是对个体或群体可能发生龋的敏感程度的检测，对高危人群龋的预防与监控有重要意义。常用的CAT方法有Cariostat、Dentocult SM试验、Cariogram分析等。

（3）模型分析：取印模灌注石膏模型，可作为儿童口腔辅助检查的手段。目前随着数字化进入口腔临床，记存模型同时也是临床资料的一部分。3D口内扫描后也可在计算机上形成工作模型和记存模型，用以分析牙列形态、牙弓大小、牙齿位置、咬合关系，设计治疗方案，特别是在早期矫治中需要详细记录每次复查咬合关系的变化。

（4）实验室检查：针对某些儿童口腔牙周组织疾病或黏膜病，或伴有综合征的各类牙发育异常性疾病，可考虑进一步的血清学检查以及基因筛查与突变检测等实验室检查手段以辅助诊断和治疗。全身麻醉下牙病综合治疗的患儿在术前也需要进行相关的实验室检查。

【操作要点】

1. 不同年龄的儿童具有不同的心理、行为特点，口腔检查前进行适当的行为引导有助于顺利完成口腔检查与治疗，避免牙科恐惧症的发生，也是口腔治疗成功的保证。

2. 医师体位正确，无菌意识和爱伤观念强。切记检查时需要摘除手表、戒指、手镯等手部饰物，戴无菌手套后不可触摸非清洁区等。

3. 采集病史需要助手进行详细记录，特别要关注患儿的全身系统性疾病史和口腔科治疗史。

4. 口腔检查完成后，应将治疗单元收拾干净，保持一个整洁的工作环境。

5. 应明确辅助检查的适用范围，防止造成错误选用辅助检查项目以及过度检查，特别注意影像学检查的选择。

（邹　静）

实验二　乳牙的解剖结构特点及乳恒牙鉴别

【目的和要求】

通过对乳牙解剖结构的讲解和观察,掌握乳牙的基本形态特征,熟悉乳恒牙的鉴别要点,了解乳牙髓腔形态和组织结构特点。

【实验内容】

1. 乳牙的牙位记录法。
2. 乳牙的解剖结构特点。
3. 乳牙的髓腔形态。
4. 乳牙的组织结构特点。
5. 乳牙与恒牙的鉴别。

【实验用品】

乳牙的图片、乳牙及恒牙的临床病例图片、乳牙髓腔形态图片等。

【方法和步骤】

1. **乳牙的牙位记录法**　乳牙分为乳中切牙、乳侧切牙、乳尖牙、第一乳磨牙和第二乳磨牙,临床上常用英文字母或罗马数字记录,即依次标记为 A、B、C、D、E 或 Ⅰ、Ⅱ、Ⅲ、Ⅳ、Ⅴ。全口共 20 颗乳牙,在上下颌的左右侧共 4 个区内分别各有 5 颗。其中,乳中切牙、乳侧切牙、乳尖牙为前牙组,第一乳磨牙和第二乳磨牙为后牙组。国际牙科联合会系统(Federation Dentaire International system,简称 FDI)采用两位数标记法记录牙位。以十位数代表该牙所在区域,口腔内乳牙牙弓分区为:右上区为 5,左上区为 6,左下区为 7,右下区为 8。个位数代表该牙在区域中的位置,乳中切牙至第二乳磨牙分别为 1、2、3、4 和 5。如右上颌乳中切牙记为 51,以此类推。

2. 乳牙的解剖结构特点　一般而言,个体单颌同名乳牙在解剖结构上相似,因此全口 20 颗乳牙的形态有 10 种。乳牙在形态学和组织学上与恒牙有相似之处,但也有其自身特点。学习乳牙的解剖结构特点,并与恒牙进行鉴别,有利于临床诊疗工作的开展。

牙体形态

1)乳牙牙体形态特点

① 色泽:乳牙呈乳白色,恒牙相对乳牙而言偏黄白色。

② 大小:乳前牙牙冠的近远中径小于继承恒牙,乳磨牙牙冠近远中径大于恒前磨牙牙冠的近远中径。

③ 牙冠外形:乳前牙牙冠外形与继承恒牙相似。第一乳磨牙牙冠形态不同于任何恒牙,且个体差异显著。第二乳磨牙牙冠形态和第一恒磨牙相似。

④ 牙根形态:乳前牙为 1 个牙根,唇舌向呈扁平状,根中部开始稍向唇侧弯曲。上颌乳磨牙有 1 个腭根和 2 个颊根,下颌乳磨牙一般为近中根和远中根,也可有 1 个近中根和 2 个远中根。乳磨牙牙根多呈扁平形,根分叉较大,接近髓室底,有利于容纳继承恒牙胚。

⑤ 冠根比:乳牙冠根比较恒牙小,牙根显得较长,在乳前牙尤为明显。

2)各乳牙的牙体形态特点

① 上颌乳中切牙(图 2-1)

A. 牙冠:唇面似梯形,近中缘和切缘较直,远中缘和颈缘较突。牙冠宽短,近远中径大于切颈径。近中切角稍小于直角,远中切角圆钝,边缘呈弧形。颈缘弧度小,唇面近颈缘处隆起,舌面边缘嵴细,颈嵴隆起度不高,舌窝不如恒牙明显。邻面呈三角形,近中面接触区位于近切角处,远中面接触区更偏向根方。

B. 牙根:宽扁单根,根长约为冠长的 2 倍。根尖 1/3 偏向唇侧,并略偏向远中。

② 上颌乳侧切牙(图 2-2)

A. 牙冠:近远中径小于切颈径,近中切角圆钝,远中切角呈弧形。舌面边缘嵴

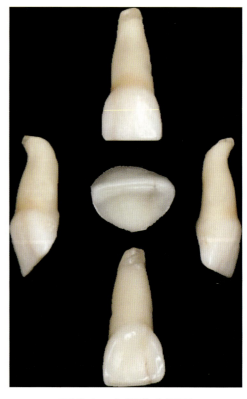

图 2-1　上颌乳中切牙

不明显,舌窝浅。邻面呈三角形。

　　B. 牙根:为窄而厚的单根,根尖偏向唇侧并略偏远中。

　　③ 上颌乳尖牙(图 2-3)

　　A. 牙冠:唇面呈五边形,近中缘较直,远中缘和颈缘稍凸。牙尖长大,约占牙冠高度的一半,偏向远中,近中缘长于远中缘。唇轴嵴明显,将唇面分为近中和远中两部分。舌面中央嵴不明显。邻面呈三角形,牙尖偏向唇侧。

　　B. 牙根:为细长较直的单根,唇侧宽于舌侧,是乳牙单根牙中牙根最粗者。根尖 1/3 偏向唇侧并向远中弯曲。

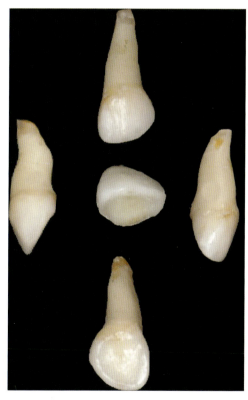

图 2-2　上颌乳侧切牙

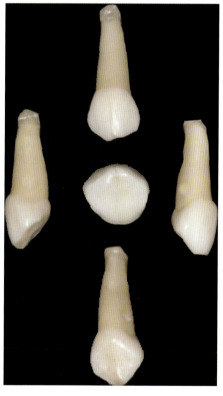

图 2-3　上颌乳尖牙

　　④ 上颌第一乳磨牙(图 2-4)

　　A. 牙冠:𬌗面呈四边形,颊舌径大于近远中径。颊、舌尖三角嵴不如恒牙明显。颊面近中颈部隆起明显。舌面较颊面小且圆突。近中面扁平,远中面稍隆起,较近中面小。牙颈部缩窄明显。

　　B. 牙根:分为腭根、近中颊根和远中颊根,腭根最粗大,近中颊根和远中颊根呈扁平状。

⑤ 上颌第二乳磨牙(图 2-5)

A. 牙冠:𬌗面似菱形,舌缘和远中缘较直,颊缘的近中部分突出。其近中舌尖 > 近中颊尖 > 远中颊尖 > 远中舌尖。连接近中舌尖和远中颊尖的斜嵴切断中央沟。颊面隆起不如上颌第一乳磨牙明显,颊沟偏向远中。腭面近中部有时可见隆起的结节,称为卡氏结节。牙颈部缩窄明显。

B. 牙根:分为腭根、近中颊根和远中颊根。

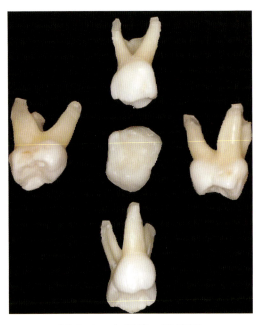

图 2-4　上颌第一乳磨牙

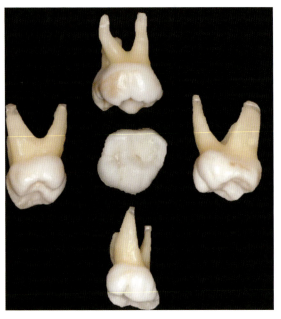

图 2-5　上颌第二乳磨牙

⑥ 下颌乳中切牙(图 2-6)

A. 牙冠:唇面光滑,切缘水平,近远中缘较为对称,颈部隆起在偏近中处稍明显。舌面边缘嵴细而低,不明显。舌面有一圆钝状隆起。邻面呈三角形。

B. 牙根:细长单根,根长约为冠长的 2 倍。根尖稍向唇侧弯曲。

⑦ 下颌乳侧切牙(图 2-7)

A. 牙冠:切缘自近中稍向远中舌侧倾斜,远中切角为钝角。舌面平坦,远中边缘嵴比近中边缘嵴明显。邻面呈三角形。

B. 牙根:单根,较下颌乳中切牙牙根稍长,根尖偏唇侧,且略微偏远中。

⑧ 下颌乳尖牙(图 2-8)

A. 牙冠:高度稍大于宽度,牙尖偏向近中。舌面嵴、缘不明显,舌窝浅。邻

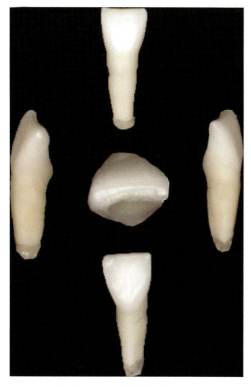

图 2-6　下颌乳中切牙

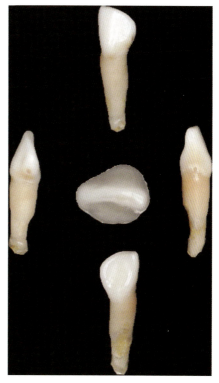

图 2-7　下颌乳侧切牙

面呈三角形。

　　B. 牙根:单根,根尖 1/3 可向唇侧弯曲。

　　⑨ 下颌第一乳磨牙(图 2-9)

　　A. 牙冠:𬌗面为不规则四边形,颊舌径小。近中颊尖最大,远中颊尖最小。近中颊、舌尖相距较近,二者的三角嵴几乎相连,将𬌗面分成较小的近中窝和较大的远中窝。颊面近中缘长直,远中缘短突,近中颊尖大于远中颊尖,颊沟偏向远中,近中颈嵴最突。舌面近远中缘长度相近,颈缘较直。近中面颊侧缘颈 1/3 处颈嵴突出明显,𬌗 1/3 明显缩窄,似一个以颈缘为底的三角形。远中面较近中邻面圆突,宽大。

　　B. 牙根:多见近中和远中 2 个牙根,均

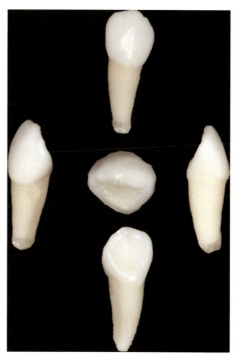

图 2-8　下颌乳尖牙

呈近远中向的扁平状,根分叉大。

⑩ 下颌第二乳磨牙(图 2-10)

A. 牙冠:𬌗面似长方形,近远中径大于颊舌径。颊侧由近颊和远颊发育沟分成 3 个牙尖,即近中颊尖、远中颊尖和远中尖,三者相差不大。舌侧有大小差异不明显的近中舌尖和远中舌尖,较颊尖尖锐。颊面近中颈部可见磨牙结节,牙颈缩窄明显。近中面和远中面相差不大,从近中面看,颊面明显向舌侧倾斜。

B. 牙根:常见近中和远中 2 个牙根,均呈近远中向的扁平状,少数牙远中根分为远中颊根和远中舌根。

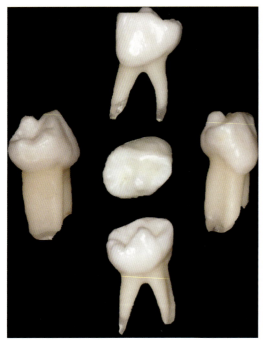 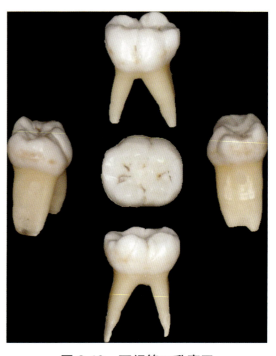

图 2-9　下颌第一乳磨牙　　　　　图 2-10　下颌第二乳磨牙

3. 乳牙的髓腔形态　乳牙髓腔形态较恒牙复杂,侧副根管多且乱。由于乳牙存在生理性吸收,获取的标本多不完整,不能进行详细的研究。

乳牙髓腔形态与牙的外形一致,按髓腔和牙体大小比例而言,乳牙髓腔较恒牙大,表现为髓室大,髓角高,根管粗大,髓腔壁薄及根尖孔大(图 2-11)。随着时间的推移,𬌗面和切缘咬合、磨耗等可引起髓腔减小。乳磨牙的髓室底多见副根管且形态复杂,乳牙感染易通过副根管达到根分歧。根管数与牙根数有关,乳前牙多为单根管。上颌乳磨牙多为 3 个根管,但也有多于 3 个根管的情况。下颌乳磨牙的根管数为 2~4 个。

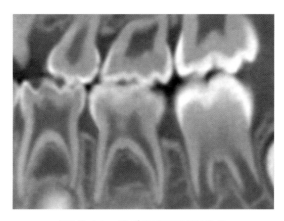

图 2-11　乳磨牙牙髓腔形态

4. 乳牙的组织结构特点

（1）牙釉质

1）化学组成及化学反应性：有关乳牙牙釉质化学特性的研究较少。现有资料表明乳牙牙釉质的有机质含量高于恒牙牙釉质，有机质分布不均匀，在牙釉质的表层、最深层及裂沟部所含的有机质较其他部位多。其无机质中矿物盐存在的形式与恒牙一致，主要是羟基磷灰石的结晶。

2）物理特性及组织结构：乳牙牙釉质的厚度约为恒牙牙釉质的 1/2，按切牙、尖牙、磨牙的次序有所增加。乳牙牙釉质晶体大小略小于恒牙牙釉质。牙釉质硬度表层最硬，内层最软，随年龄增长牙釉质硬度增强。

（2）牙本质

1）化学组成及化学反应性：乳牙牙本质化学成分的构成比与恒牙存在差异，其无机质含量低于恒牙牙本质。

2）物理特性及组织结构：乳牙牙本质厚度约为恒牙牙本质厚度的 1/2，牙颈部的牙本质厚度多不及恒牙牙本质厚度的 1/2，因此乳牙龋病进展快并易导致牙髓感染。当磨耗达牙本质时，修复性牙本质可形成，其硬度较近髓腔的牙本质硬度低。

（3）牙髓：乳牙牙髓细胞丰富，胶原纤维较少且细。随年龄增长及乳牙牙根吸收，胶原纤维增多。乳牙牙髓中部血管粗细相混，边缘部血管细。乳牙牙髓的神经纤维呈未成熟状，神经分布较恒牙稀疏，边缘神经丛少，因此乳牙感觉上不如恒牙敏感。

5. 乳牙与恒牙的临床鉴别

（1）磨耗度：乳牙萌出早、易磨耗。恒牙新萌出不久，磨耗不明显，新萌出恒切牙可见明显的切嵴结节。

（2）色泽：乳牙呈乳白色，恒牙呈微黄白色，更有光泽。

（3）形态：乳牙牙冠近远中径较大，高度较短，牙颈部明显缩窄，颈嵴突出，冠根分明，牙颈缘线向切端弯曲度不如恒牙明显。乳磨牙牙合面的牙尖和发育沟较为复杂，且小窝多，不如恒牙牙合面规则，牙合方聚合度大，牙合面缩窄。

（4）大小：与同名恒牙相比，乳牙较小，牙釉质和牙本质的厚度约为恒牙的一半。

（5）牙根：乳前牙牙根近远中宽度与牙冠长度的比值远小于恒前牙。乳磨牙牙根更长、更细，牙根外展幅度更大，以容纳正在发育中的继承恒前磨牙牙冠。

（6）牙髓根管系统：乳牙牙髓根管系统较恒牙弯曲、复杂，按髓腔和牙体大小比例而言，乳牙髓腔较恒牙大。

（7）排列：在完整牙列中，可根据牙齿排列的次序加以鉴别。

【随堂小测试】

PPT 展示临床病例，学生作答后收回答题纸。讲解随堂小测试的正确答案。使用 FDI 两位数标记法写出幻灯片中箭头所指的牙位。

（蒙明梅　马　佳）

实验三 儿童口腔临床的常用影像学检查技术

【目的和要求】

通过本实验,掌握儿童口腔临床常用影像学检查技术及适应证,掌握儿童口腔影像学检查结果的正确解读,熟悉 Nolla 分期。

【实验内容】

1. 学习儿童常用影像学检查技术及各技术的适应证。

2. 随堂小测试　PPT 展示临床影像学资料,学生作答后收回答题纸。讲解小测试的正确答案。

【实验用品】

1. 根尖片分角线投照技术和平行投照技术原理讲解图片。

2. 影像学检查过程中铅领和铅裙用法图片。

3. 儿童不同影像学检查时体位图片。

4. 不同影像学检查结果图片。

【方法和步骤】

1. 学习儿童常用影像学检查技术及各技术的适应证。

在儿童口腔临床诊疗中,为了对儿童口腔健康进行全面的评估,需对患儿的软硬组织进行全面的检查。除了常规的问诊、口腔专科的视诊、触诊、探诊、叩诊和松动度检查,必要时需要进行影像学检查,为正确的诊断和制订最优治疗方案提供重要参考依据。

儿童口腔科常用的影像学检查技术包括根尖片、𬌗翼片、全景片、头影测量片、CBCT 等,临床应根据患者的情况选择合适的影像学检查方式。

（1）根尖片:根尖片是儿童口腔科应用最广泛的影像学检查方法,应显示完整牙冠和距根尖至少 3mm 的范围。用于检查单颗牙或相邻多颗牙牙体、牙周、根尖周及根分歧病变。儿童龋病,牙髓病和根尖周病,畸形中央尖等发育异常以及牙外伤初诊和复查时可拍摄根尖片,进行辅助诊断。

1)投照技术

① 根尖片分角线投照技术

A. 患者位置:患者坐在椅子上呈直立姿势,头部矢状面与地面垂直,牙齿矢状面与地面垂直。具体而言,投照上颌后牙时,外耳道口上缘至鼻翼之连线(听鼻线)与地面平行;投照上颌前牙时,头稍低,使前牙的唇侧面与地面垂直;投照下颌后牙时,外耳道口上缘至口角之连线(听口线)与地面平行;投照下颌前牙时,头稍后仰,使前牙的唇侧面与地面垂直(图 3-1A)。

B. 胶片放置:胶片放入口内应使胶片感光面紧靠被检查牙的舌(腭)侧面,投照前牙时,胶片竖放,边缘高出切缘 7mm 左右,投照时,应以切缘为标准;投照后牙时,胶片横放,边缘高于𬌗面约 10mm 左右。留有这些边缘,其目的是能使照片形成明显的对比及避免牙冠影像超出胶片。尽量将被拍牙放置于胶片中心,胶片边缘与𬌗平面平行。若条件不允许,也应将目标牙包含在胶片范围内。

C. X 线投照:应用分角线投照技术时,胶片应尽可能接近牙齿,X 线垂直于牙长轴和胶片所形成角的角平分线(图 3-1B)。

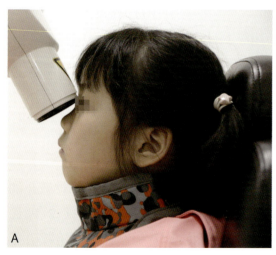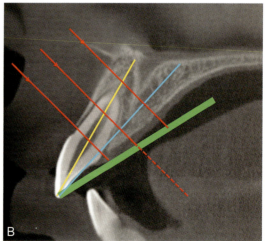

图 3-1 根尖片分角线投影技术

A. 拍摄上颌前牙根尖片时儿童体位及 X 线球管位置 B. 分角线投影技术原理,X 线中心线(红色)与被检查牙齿长轴(黄色)和胶片(绿色)之间夹角的分角线(蓝色)垂直

D. 优缺点:根尖片分角线技术操作简便。但由于投照时 X 线中心线与牙长轴和胶片不垂直,而是根据一条假想的角平分线来调整 X 线中心线方向,容易产生几何学误差,准确性较差,拍摄的图片往往失真变形,影像质量难以保证,特别是在拍摄多根牙时,图片失真、变形会更为明显。这是分角线技术的最大缺点。

② 根尖片平行投照技术:又称为直角技术,长遮线筒技术或长焦距平行投照技术。

A. X 线投照:基本投照原理是使 X 线胶片与牙长轴平行放置,投照时 X 线中心线与牙长轴和胶片均垂直(图 3-2),而不是与一条假想的线垂直,因此在技术上容易得到保证。在放置胶片时,为了使胶片和牙长轴平行,因此将胶片放置稍稍远离牙。理想的图像接收器定位架有助于准确对准目标。

B. 优缺点:平行投照技术应用专门的持片装置以期确保被照牙齿的牙长轴与胶片平行,但是操作复杂,需要特殊设备,并且和病人的口腔大小、是否配合有一定的关系。如果垂直角度或水平角度不正确,也可能造成图片失真。由于牙长轴与胶片平行,X 线中心线与牙长轴和胶片垂直,因此拍摄的 X 线图片可以较准确、真实地显示牙及牙周结构的形态和位置关系。这是根尖片平行投照技术的最大优点。

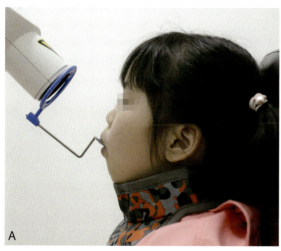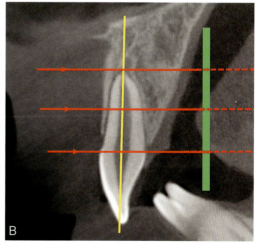

图 3-2　根尖片平行投照技术

A. 儿童体位　B. 根尖片平行投照技术原理,X 线中心线(红色)与被检查牙齿长轴(黄色)和胶片(绿色)均垂直

2）根尖片（图 3-3）主要观察内容

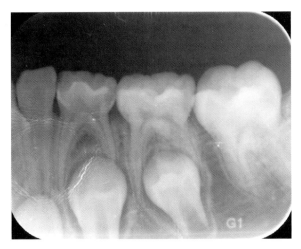

图 3-3　乳牙根尖片

① 牙冠完整性:牙冠是否有龋坏影像,若有,应观察龋坏影像的深度,与髓腔的关系。

② 牙根的完整性:牙根是否存在折断线,是否存在生理性或病理性吸收。

③ 牙周膜和牙槽骨的完整性:牙周膜是否连续、是否增宽;根分歧或根尖周骨质是否有吸收。

④ 恒牙胚情况:恒牙胚发育情况,恒牙胚周围硬骨板是否连续。Nolla 通过牙齿的钙化程度来描述牙齿的发育,分为 10 个阶段。零阶段:无牙囊;第一阶段:牙囊存在;第二阶段:牙冠开始钙化;第三阶段:牙冠形成 1/3;第四阶段:牙冠形成 2/3;第五阶段:牙冠接近形成;第六阶段:牙冠形成;第七阶段:牙根形成 1/3;第八阶段:牙根形成 2/3;第九阶段:牙根接近形成,根尖孔较大;第十阶段:牙根形成,根尖孔缩小(图 3-4)。该方法是临床常用的评估牙齿发育程度的参考指标。

（2）𬌗翼片:𬌗翼片是胶片感光面有一个与胶片垂直的翼片,以利于胶片固位时用或使用𬌗翼片专用持片夹(图 3-5)。𬌗翼片由于胶片贴近牙冠近似平行投照,主要显示上下牙的牙冠部,用于检查前磨牙和磨牙区上下颌𬌗关系、牙髓腔大小、邻面龋的深度、髓石、牙髓腔的大小、邻面龋与髓室是否穿通和穿通程度,以及邻面充填物边缘密合情况等。同时可清晰地显示牙槽嵴顶,可用于确定是否有牙槽嵴顶的破坏性改变。在儿童可用于观察恒牙胚的部位及其与乳牙根的关系和乳牙根的吸收类型等。𬌗翼片常用于第一恒磨牙异位萌出、龋病,特别是邻面龋的辅助诊断。

0　　1　　2　　3　　4　　5　　6　　7　　8　　9　　10

图 3-4　Nolla 分期

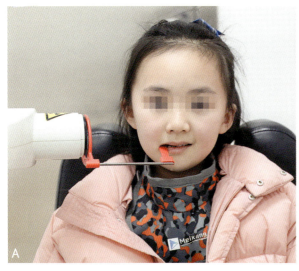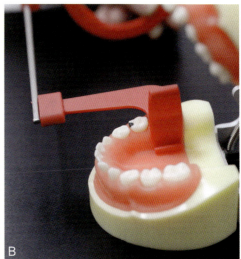

图 3-5　儿童乳磨牙殆翼片投照技术

A. 儿童体位　B. 殆翼片口内放置位置

（3）全景片：是儿童颌面部 X 线检查中常用的技术，其方法是通过 X 线球管与胶片匣相对弧形运动，将人体上下颌骨体圆凸状结构展示为一连续的平面影像（图3-6）。对于张口受限、严重恶心反应、拍根尖片或𬌗翼片合作差的儿童，拍摄全景片相对结果更为理想。全景片用于检查儿童颌骨、乳恒牙发育的整体状况、牙周病变、口腔颌面部肿瘤、外伤、颞下颌关节病变以及研究记录口腔颌面部的生长发育。

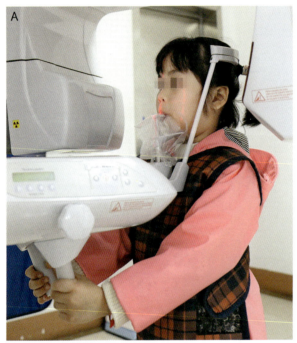

图3-6　全景片投照技术
A.儿童体位　B.混合牙列期全景片

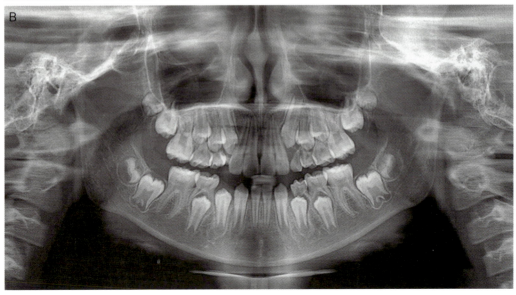

（4）头影测量片：包括侧位和正位投照。利用头颅 X 线定位照相获得影像，通过牙颌、颅面特定标志点描绘出线角进行测量并分析，获得全面的量化信息，用于研究分析正常及错𬌗畸形儿童牙、颌、颅面部形态结构，研究颅面生长发育及记录矫治前和矫治后的牙颌、颅面形态结构变化。

1）侧位片：是最常用的头颅定位 X 线片（图 3-7），患者外耳道口与头颅定位仪的耳塞相齐，将两侧耳塞放进外耳道口内，头矢状面与探测器平行。眶针尖端应指在眶下缘最低点，嘱患者要在牙尖交错位（特殊要求除外）。X 线中心线对准外耳道口。常用于矢状向及垂直向的评价分析。

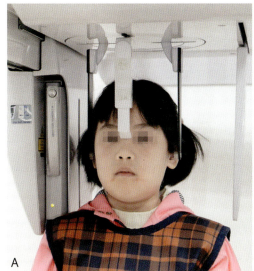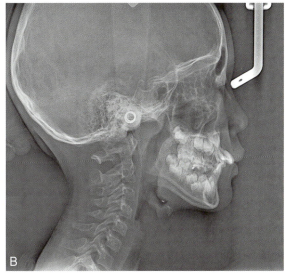

图 3-7 头影测量侧位投照技术
A. 儿童体位 B. 头影测量侧位片

2）正位片（图 3-8）：头颅定位仪旋转 90°，患者面向探测器，外耳道口与耳塞相齐，两侧耳塞放进外耳道口内，头矢状面与探测器垂直，X 线中心线针对两侧外耳道连线的中点。多辅助用于矢状向及水平向（对称性）的评价分析。

（5）CBCT：用于口腔颌面部硬组织的检查，包括根尖周病变、颞下颌关节疾病及肿瘤、外伤、畸形等疾病的诊断。在儿童口腔临床诊疗中，常用于牙齿发育异常的诊断，如弯曲牙等。同时，在确定多生牙、阻生牙的位置及与邻牙、邻近重要解剖结构的关系中有重要意义（图 3-9）。

2. 随堂小测试 PPT 展示临床影像学资料，学生作答后收回答题纸。讲解小测试的正确答案。

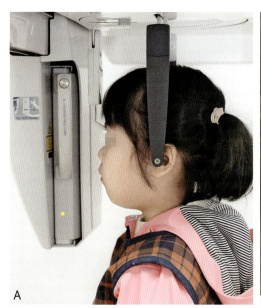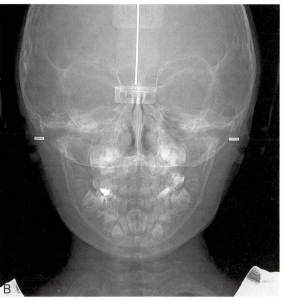

图 3-8　头影测量正位投照技术
A. 儿童体位　　B. 头影测量正位片

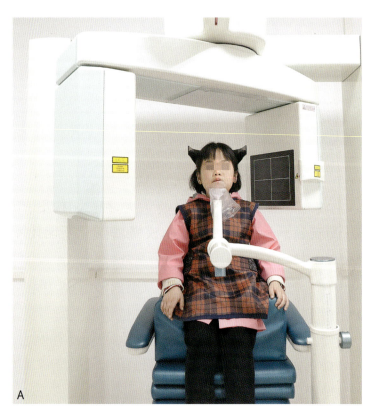

图 3-9　CBCT 投照技术
A. 儿童体位

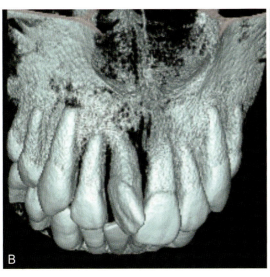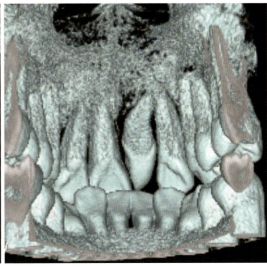

图 3-9　CBCT 投照技术

B. CBCT 用于阻生牙的定位诊断

【注意事项】

1. 影像学检查的基本原则是对每个患者做合理的和专业的评估。儿童进行口腔影像学检查应视患者的口腔健康状况而定,若缺少影像学检查可能会影响正确的诊断和治疗计划的制订时,才考虑做该项辅助检查,并选择合适的影像学检查方法。在某些情况下,不能做影像学检查时,医师应认真权衡利弊,有时最好把影像学检查推迟到患者年龄更大或者配合度更好的时候。

2. 拍摄儿童后牙根尖片时胶片放置位置靠后容易引起儿童恶心,拍摄全景片无须将胶片放入口中,容易获得患者的配合,因此对于患者幼小无法配合拍摄根尖片者可采用全景片。但全景片会将图像放大,细微结构不清晰,尤其对于颌骨弧度异常或牙列咬合不良者,其结构显示模糊,临床上不能代替根尖片或𬌗翼片检查。X 线检查只能显示一个二维的图像,可能存在解剖结构干扰或影像重叠的现象,因此有时需要改变投照角度再次拍摄 X 线片进行比较或拍摄 CBCT 进行比较或获取三维影像。

3. 儿童处在生长发育阶段,垂体、甲状腺、性腺功能逐渐活跃,进行影像学检查时,应尽量避开这些部位,并采用铅领和铅裙等进行有效防护(图 3-10)。晶状体对 X 线敏感,应避免 X 线直接照射。

4. 儿童口腔结构和成人有明显不同,应对投照条件、胶片的制作规格等方面进行调整。如儿童颌面部骨皮质薄,骨组织钙化程度低,X 线吸收率较低,拍摄

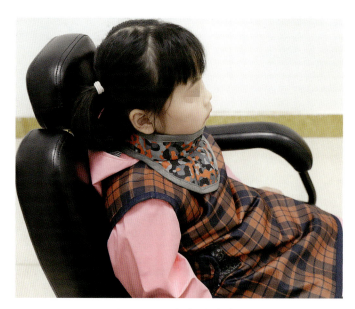

图 3-10　铅领和铅裙

时常需减少 X 线剂量。

5. 对于影像学结果的正确解读直接影响到临床诊断和治疗计划的制订,但是受到医师的工作经验和所从事的专业等影响。在临床工作中,应在掌握正常影像学图像的基础上甄别病理性影像学改变,进行诊断和制订治疗计划。

(蒙明梅)

实验四　儿童龋风险评估及防龋方案制订

目前最常用的儿童龋风险评估包括龋风险评估工具（caries-risk assessment tool，CAT）、龋风险评估和管理系统（caries management by risk assessment，CAMBRA）和Cariogram。在儿童龋病管理方面，CAT分别针对0~2岁、3~5岁、6岁及以上患儿提出了不同的管理方案；CAMBRA龋风险评估包括针对0~6岁患儿的表格以及6岁以上患儿的表格，同时提供了对应的龋病管理策略。Cariogram是一种电脑程序式龋风险评估系统，其用图形以交互方式说明患者未来患龋的风险，同时展示不同的病因因素在何种程度上影响该患者的龋风险。

【目的和要求】

本章节通过情景模拟的方式对学生进行训练，熟悉不同的龋风险评估工具，根据儿童年龄选择正确的龋风险评估工具并评估龋风险，基于龋风险评估结果制订个性化防龋方案。

【实验内容】

1. 回顾不同龋风险评估工具。
2. 通过角色扮演方式进行龋风险评估。
3. 根据龋风险评估结果制订个性化防龋方案。

【实验用品】

1. 实验器械

（1）诊疗环境：诊室或模拟诊室的实验室。

（2）龋风险评估工具：用于评估患儿的患龋风险。

（3）恒温培养箱：放置变异链球菌及乳杆菌计数检测试剂盒。

2. 实验耗材

（1）一次性检查盘：包括口镜、牙科探针，用于进行口腔检查。

（2）变异链球菌计数试剂盒：用于测定口腔中变异链球菌数量。

（3）乳杆菌计数试剂盒：用于测定口腔中乳杆菌数量。

（4）唾液缓冲能力测试试剂盒：测定唾液缓冲能力。

（5）Falcon 管：用于收集唾液。

（6）模拟医师记录工具：笔记本及笔。

【方法和步骤】

1. **回顾龋风险评估工具**　在讲师的指导下复习不同的龋风险评估工具。

2. **学生分组**

（1）学生被分成若干学习小组，每组由 4 名学生组成。

（2）一名学生扮演儿童患者，另一名学生扮演监护人，第三名学生扮演牙医，第四名学生扮演牙医助理的角色，帮助记录。

3. **案例分配**

（1）讲师准备 3 个典型案例。每个病例的龋风险将使用 3 种不同的龋风险评估工具进行评估。为每个病例和特定龋风险评估工具提供序列号。

（2）要求"患者"随机选择一个数字，然后讲师或助教将病例的所有相关信息提供给"患者"。

（3）"患者"和"监护人"为角色扮演做准备。这整个过程应该是对"牙医"和"牙医助理"实施盲法。

4. **角色扮演**

（1）助教将相应的龋风险评估表或计划分发给小组。请注意，不同年龄段的龋风险评估表都要分发，"牙医"必须根据其"患者"的情况决定填写哪一份表。

（2）牙医询问"患者"或"监护人"问题。"牙医助理"帮助记录。

（3）"牙医"和"牙医助理"为"患者"进行口腔检查并记录。

（4）牙医按照提供的相应试剂盒方案，进行一系列的椅旁试验，包括唾液缓冲能力测定和/或微生物检查。

（5）牙医收集"患者"的所有信息，填写龋风险评估表或在 Cariogram 中打分。

（6）根据指定的龋风险评估工具，"牙医"评估特定病例"患者"的总体龋风险。

（7）根据"患者"的龋风险，"牙医"给出个性化口腔健康指导。"牙医助理"

需要写下"牙医"给出的口腔健康指导要点。

5. 总结

（1）角色扮演后，"牙医助理"简要总结案例信息，收集材料，提交给讲师或助教。

（2）讲师或助教对每个小组的表现进行评分并给出评论。

【注意事项】

1. 收集唾液进行唾液缓冲容量试验或微生物检查时，在规定的 5 分钟时间内收集唾液，并借此机会同时测量唾液分泌速率（mL/min）。

2. 使用抗生素治疗时不要使用细菌定量试剂盒。经过这样的治疗后，在使用药盒之前至少要与抗生素治疗间隔 2 周。使用抗菌漱口液后，至少 12 小时后才能使用细菌定量试剂盒。

【课堂/课后习题及讨论】

1. 临床龋风险评估涵盖的主要因素？

2. 不同龋风险评估工具的异同？

【参考文献】

1. American Academy of Pediatric Dentistry. Guideline on caries-risk assessment and management of infants, children, and adolescents. Pediatric Dentistry. 2013, 35（5）:E157-164.

2. RAMOS-GOMEZ F J, JAMES C, STUART A G, et al.Caries risk assessment appropriate for the age 1 visit（infants and toddlers）. Journal of the California Dental Association. 2007, 35（10）:687-702.

3. FEATHERSTONE J D, DOMEJEAN-ORLIAGUET S, JENSON L, et al.Caries risk assessment in practice for age 6 through adult. Journal of the California Dental Association. 2007, 35（10）:703-707, 710-713.

4. JEANSON L, BUDENZ A W, FEATHERSTONE J D, et al.Clinical Protocols for Caries Management by Risk Assessment. Journal of the California Dental Association. 2007, 35（10）:714-723.

5. BRATTHALL D, PETERSSON G H.Cariogram—a multifactorial risk assessment model for a multifactorial disease. Community Dentistry and Oral Epidemiology, 2005, 33（4）:256-264.

（王　艳）

实验五　婴幼儿口腔护理计划的制订

以低龄儿童龋（early childhood caries，ECC）为代表的慢性菌斑性疾病是目前我国儿童患病率最高的口腔慢性疾病，ECC 引起的疾病负荷是当前严峻的公共健康问题，严重影响着儿童的口腔健康和全身健康。2017 年第四次全国口腔流行病学调查报告显示：我国 3 岁儿童乳牙患龋率为 50.8%，5 岁儿童乳牙患龋率为 70.9%，比十年前上升了 5.8%，经充填治疗的牙齿仅为 4.1%。龋病是世界卫生组织列为人类重点防治的口腔疾病之一，ECC 的防治居于儿童口腔健康管理的首要地位。

良好的婴幼儿口腔护理对口腔疾病的预防至关重要。婴幼儿口腔护理包括两部分，第一部分是家庭口腔护理计划（婴幼儿需在父母/监护人帮助下完成）。这部分是最难有成效的。为此，儿童牙医需要了解患儿家庭的社会-经济状况和口腔健康意识，改变行为习惯的意愿，为其提供专业建议。第二部分是牙医提供的个性化的预防措施。这个部分要求我们对疾病的发展过程和各种不同预防方案有深入的了解。为了能获得良好的口腔健康和治疗效果。首先必须进行恰当的龋风险评估，然后才能更好地理解患儿的致病因素，预测龋病进展情况，才能制订出有效的个性化预防方法（龋风险评估详见实验四）。

在进行临床前训练过程中，儿童牙医与学生需共同为每一个患儿制订全面的口腔护理计划，训练学生的口腔健康管理理念至关重要。学生在儿童牙医的指导下，模拟完成"婴幼儿"的病史采集、口腔检查、制订个性化的口腔护理计划，实施牙医提供的个性化预防措施，并且为患儿监护人提供详细的家庭口腔护理建议。

【目的和要求】

通过本实验，模拟完成"婴幼儿"的病史采集、口腔检查、制订个性化的口腔护理计划，实施牙医提供的个性化预防措施，并且为患儿监护人提供详细的家庭口腔护理建议。

【实验内容】

1. 通过角色扮演的方式进行婴幼儿口腔检查。
2. 制订个性化婴幼儿口腔护理计划。
3. 实施口腔护理计划。

【实验用品】

1. 实验器械

（1）诊疗环境：诊室或模拟诊室的实验室。

（2）视频记录工具：视频记录模拟访谈过程，便于教师指导学生评分。

2. 实验耗材

（1）一次性检查盘：包括口镜、牙科探针，用于进行口腔检查。

（2）口腔清洁工具：指套牙刷/纱布、软毛小头牙刷、牙线棒，用于婴幼儿口腔清洁。

（3）含氟牙膏。

（4）低速手机及小毛刷，用于涂氟前的口腔清洁。

（5）氟保护漆。

（6）模拟医师记录工具：笔记本及笔。

【方法和步骤】

本实验采用角色扮演的形式进行。

1. 学生分组

（1）学生被分成若干学习小组，每组由 4 名学生组成。

（2）一名学生扮演患儿，另一名学生扮演监护人，第三名学生扮演牙医，第四名学生扮演牙医助理的角色，帮助记录。

2. 案例分配

（1）讲师准备典型案例。并提供每个典型病例的详细信息。

（2）要求"患儿"随机选择一个数字，然后讲师或助教将病例的所有相关信息提供给"患儿"及"监护人"。

（3）"患儿"和"监护人"为角色扮演做准备。整个过程应该对"牙医"和"牙医助理"实施盲法。

3. 进行病史采集　模仿临床场景，"牙医"和"牙医助理"对"患儿"和"监护

人"进行访谈,收集信息,包括患儿的全身健康状况、口腔卫生习惯、喂养方式、食物种类、饮食习惯、口腔科就诊史等。预防计划建议在全面了解患儿个体的实际情况,了解患儿及其父母/监护人的积极性和依从性,龋风险因素,并做详细的病历记录。

4. **口腔检查**　模仿临床场景,进行详细的口腔检查并记录(详见实验一)。

对于3岁以下的幼儿,建议使用膝盖对膝盖的检查姿势。这种姿势下家长和医师面对面坐着,膝盖互相接触,形成一个可供婴儿休息的平面。孩子面对家长,被放置在医师的腿上,家长使孩子的双腿分开置于身旁,然后用肘部固定其双脚,用手固定孩子的双手。对婴幼儿来说,一个口镜就足够完成临床检查。探针可以用来去除菌斑以便更好地观察,但是不建议用探针探查龋损。可以用戴手套的手通过以下动作进行口腔检查:将示指沿口角放入口腔,向上牵拉嘴唇做一个"笑脸",拇指向下牵拉嘴唇做一个"愁眉苦脸"。检查软硬组织是否存在病理变化。

5. **制订个性化的口腔护理计划**　个体口腔护理计划的目标应该在分析病例具体情况以及相关影响因素后制订。"牙医"应在分析患儿病史信息与口腔检查结果,为患儿制订个性化的口腔护理计划,包括氟化物的使用、菌斑控制、窝沟封闭(必要时)、口腔健康教育及膳食指导。疾病水平、父母文化程度及依从性、家庭环境、氟化物使用史、患儿年龄和其他因素都会影响预防计划的有效性。学生和指导教师应该在考虑到这些因素后就目标的可行性达成一致。

6. **实施的口腔护理计划**　每个预防计划都要考虑周详,目标切实可行,同时学生尽自己所能以完成患者的目标。应确定每个患者在每个阶段的治疗需求,并决定实施哪项措施。

(1)氟化物的使用:视具体情况可选择各种用氟方法,如含氟牙膏、氟保护漆、含氟泡沫等。专业人士在使用氟的过程中,需详细阅读产品说明书,按照不同产品要求进行应用,并需向陪护者详细交代用氟后注意事项,以达到良好的用氟效果。以氟保护漆为例进行氟化物应用的演示(图5-1~图5-3)。家庭用氟以使用含氟牙膏最为常见,评估为高龋风险或中龋风险的儿童推荐使用含氟牙膏,但对于婴幼儿使用含氟牙膏防龋时使用米粒大小(图5-4)。

(2)窝沟封闭:具体操作步骤详见实验十五窝沟封闭章节。

(3)菌斑控制:婴幼儿无法自行做好菌斑控制,需看护人帮助进行口腔清洁。婴幼儿常用的口腔清洁护理用品包括指套牙刷、软毛小头牙刷、牙线(图5-5)。对于婴幼儿和看护人来说,刷牙的体位对于有效刷牙十分重要。刷牙的体位应注意:①儿童和看护人的舒适性;②儿童头部和身体的稳定性;③能看清儿童的口腔。对于婴儿推荐使用膝对膝的体位进行刷牙,可使用纱布(图5-6)

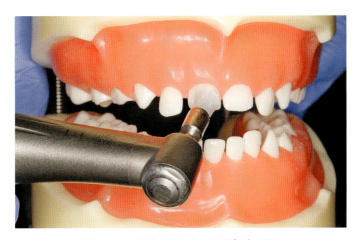

图 5-1　低速手机小毛刷清洁牙面

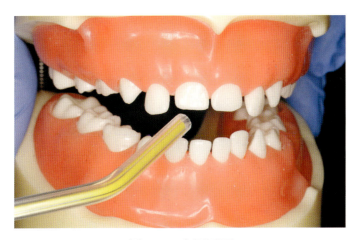

图 5-2　吹干牙面

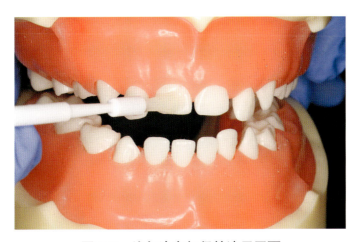

图 5-3　均匀涂布氟保护漆于牙面

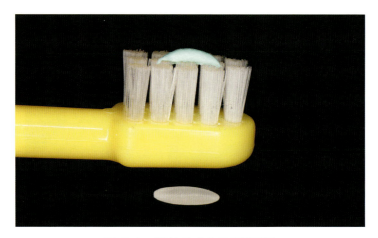

图 5-4　婴幼儿含氟牙膏用量

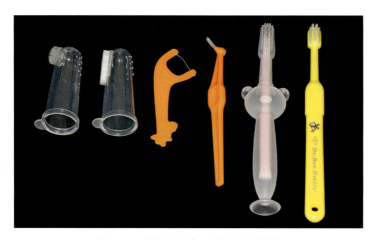

图 5-5　常用家庭口腔护理用品

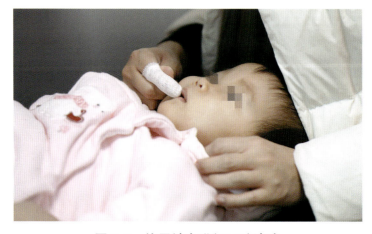

图 5-6　使用纱布进行口腔清洁

或者硅胶指套牙刷（图 5-7）进行口腔清洁。待乳磨牙萌出后，指套牙刷及纱布通常无法对乳磨牙的沟裂进行有效清洁，可换用小头的软毛牙刷进行口腔清洁。对于年龄稍大的幼儿，可鼓励其自行进行口腔清洁，他们通常无法真正做好口腔清洁，但可以培养他们的积极性（图 5-8，图 5-9）。最后需看护人帮助其进行良好的口腔清洁，看护人可位于幼儿右后方（图 5-10，图 5-11）。

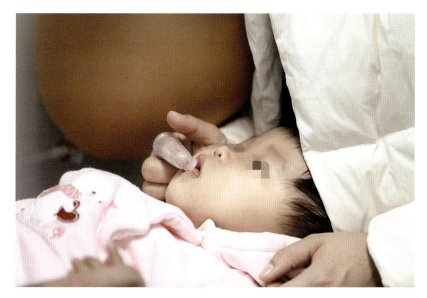

图 5-7　使用指套牙刷进行口腔清洁

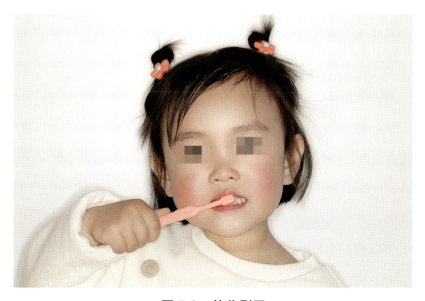

图 5-8　幼儿刷牙

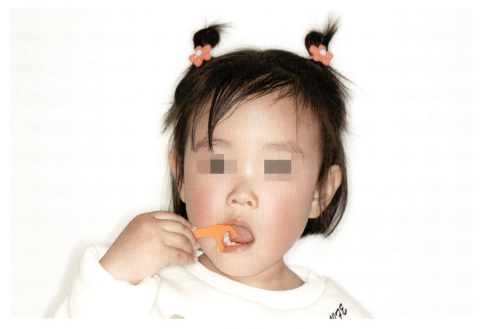

图 5-9　幼儿使用牙线

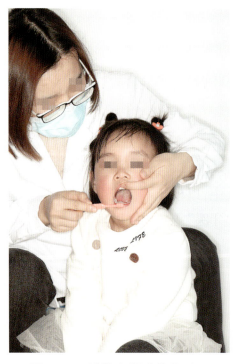

图 5-10　看护人帮助幼儿刷牙

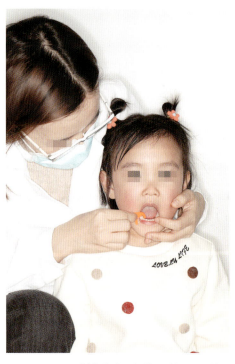

图 5-11　看护人帮助幼儿使用牙线

（4）口腔健康教育:对于婴幼儿来说,对家长的口腔健康教育十分重要,婴幼儿良好的口腔卫生的维持需要家长参与,甚至起主导作用。儿童时期是养成良好行为习惯的最佳时期。

（5）膳食指导:膳食指导的目的为:评估糖/碳水化合物的摄入量和摄入频率,了解其与龋风险的关系;发现适龄且可行的能够降低儿童患龋风险及促进儿童生长发育的膳食调整。膳食指导内容包括:发现问题(营养不良;频繁的高糖高脂饮食);评价后果(患龋风险增加,龋病严重程度和患龋率增加);与合适的对象(家长、孩子或家长和孩子一起)制订解决方案(改变饮食习惯)。

提供有针对性的与儿童口腔健康和患龋风险相关的基础饮食建议,建议围绕以下几点:

1) 减少饼干、糖果和零食摄入。这些食物热量高、营养含量低,所含的高糖分和可发酵碳水化合物能被致龋菌利用;

2) 减少含糖饮料摄入,包括减少碳酸饮料(如可乐)、运动饮料、含高果葡糖浆和高糖的风味饮料及果汁的摄入;

3) 仅在进食时喝含糖饮料,两餐之间只喝水;

4) 儿童上床睡觉时不喝除饮用水外的其他饮品,晚上刷完牙后到早上刷牙前不喝除饮用水外的任何饮料。

7. 场景模拟结束后,教师进行总结,并通过视频回放与小组成员一起总结优点及存在的问题。

【注意事项】

1. 在训练过程中,尽量置身在此情景中,以模拟临床场景。扮演"患儿"及"监护人"的学生可设置一些难点来考验"牙医"及"牙医助理"。

2. 要充分认识到孩子尚小,监护人在为孩子提供口腔预防保健上处于不可替代的地位,对监护人进行适当的教育和激励是确保口腔预防保健得以实施的重要步骤。

【课堂/课后习题及讨论】

1. 牙医作为早期介入者的角色在婴幼儿口腔健康管理中的重要性?

2. 氟化物防龋的机制?

【参考文献】

1. 葛立宏. 儿童口腔医学. 5 版. 北京：人民卫生出版社，2020.

2. DEAN J A. McDonald and Avery's Dentistry for Child and Adolescent. 10th ed. St.lous：CV Mosby，2015.

3. 邓晓宇，张蕴涵，邹静. 低龄儿童龋的早期生物学管理. 国际口腔医学杂志. 2020，47（05）：581-588.

（王　艳）

实验六　儿童口腔治疗中的非药物性行为引导

【目的和要求】

初步掌握临床上儿童口腔科常用非药物性行为引导方法,了解不同年龄儿童的心理及行为特点,正确选择个性化的儿童口腔治疗中的非药物性行为管理技术。

【实验内容】

1. 行为引导技术目的。
2. 常用的儿童口腔临床行为引导技术。
3. 不同的非药物性行为引导技术的适应证与非适应证。

【实验用品】

治疗椅、口镜、吸唾管、低速手机、小毛刷或橡皮杯、小贴纸等。

【方法与步骤】

1. **儿童口腔治疗中行为引导的目的**　儿童口腔临床中,医护人员需采用适当的行为引导技术,与患儿进行语言与情感交流,及时发现和消除患儿紧张、焦虑和恐惧情绪,并逐步与患儿和家长建立相互信任关系,帮助患儿逐步适应口腔诊疗这一陌生的环境,提高操作中患儿的配合能力,以保证治疗顺利进行。

对儿童口腔治疗前和治疗中实施行为引导的目的为:

(1)和患儿建立良好的沟通;

(2)减轻患儿的牙科恐惧和焦虑;

(3)促进患儿及其父母良好的口腔健康态度;

(4)建立医护人员、患儿及其家长之间的信任关系;

(5)以舒适或最小程度的行为限制提供高效高质的口腔健康维护。

儿童口腔治疗中正确实施行为引导不仅需要医护人员具备相应的专业知

识,还应具有较强的沟通能力、文化敏感性、同理心以及对行为引导技术灵活掌握的能力。

2. 常用的儿童口腔临床行为引导技术　儿童口腔临床中的行为引导技术按是否使用药物分为非药物介导的行为引导和药物介导的行为管理技术。非药物性的行为引导是儿童口腔诊疗的基础,包括告知-演示-操作、治疗前的体验、正性强化、分散注意力、模范作用、语音控制、保护性固定等。

有效的非药物行为引导技术的实施可降低药物管理时所使用药物的总量,能更好地保证患儿安全。医师应该根据孩子不同的心理行为特点、疾病状况、年龄、家长意愿等因素来制订行为引导或管理的策略。

(1)治疗前的沟通与交流(pre-appointment communication):在儿童口腔治疗开始前,向患儿询问问题和积极倾听有助于建立融洽的关系和信任。一旦治疗开始,应保持双向沟通,医护人员应把孩子视为口腔健康保健的积极参与者,可通过指令提供单向的行为指导,告诉孩子需要什么样的配合。例如:"我需要你张开嘴,让我看看你今天早上刷牙刷干净没有""两只小手握起来,不能乱动哦"。尽量避免会让孩子轻易否定的选择,如:"阿姨一会儿给你洗洗牙齿好吗?",孩子很可能回答"不好"。

沟通与交流引导不是单一技术的集合,而是一个持续的主观过程。在进行沟通与交流时,医师应考虑患儿的病情发展,以及其他沟通障碍的存在。

(2)治疗前体验(pre-appointment experience):治疗前体验是为患儿和家长提供一个机会,带孩子来儿童口腔科门诊参观和体验就诊环境、熟悉医护人员。可向孩子展示一些口腔科设备和器械,比如口腔科治疗椅、口镜、吸唾管等(图6-1),并用孩子们容易接受的语言解释这些设备器械的用途。比如:"躺在这个椅子上张开嘴,阿姨就可以给你看看嘴巴里有没有虫子""这是一个大象鼻子,一会儿阿姨给牙牙冲水,水就会被这个大象鼻子吸走"。或给患儿看一段小朋友配合看牙的视频,或允许直接观察一位正在接受口腔科治疗的口腔治疗行为评估Frankl3级以上的复诊患儿。

(3)告知-演示-操作(tell-show-do,TSD)

TSD是儿童口腔临床门诊治疗中最常用的非药物性行为引导方法。告知(tell)是指在任何操作开始之前用恰当的语言告诉患儿医师将会做什么;演示(show)是指用无创的器械展示患儿将会看到、听到、闻到、感觉到的事物,并用孩子能接受和听懂的语言告诉他们。操作(do)是指孩子理解即将发生或感受到的事情后再开始操作(图6-2)。

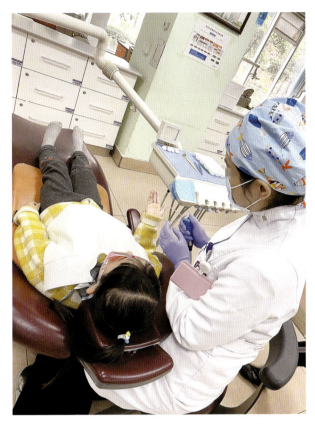

图 6-1　护理人员向孩子展示三用枪

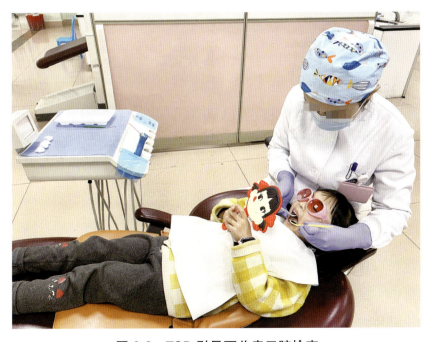

图 6-2　TSD 引导下儿童口腔检查

（4）语音语调控制（voice control）：这种行为引导是指医师在治疗过程中通过调节声音的音量、音调或语速，与孩子建立有效交流并引导孩子形成良好口腔诊疗行为的方法。医护人员可以通过语气语调的变化唤起孩子的注意，也可明确向孩子提出要求，或对孩子的良好行为进行鼓励。

语音语调控制是医护人员有意改变声音来影响和指导患儿口腔诊疗行为，但要注意，对孩子使用严厉或武断的声音可能会引起一些父母的反感，因此需要在治疗开始前和家长进行良好的沟通避免误解。

（5）正性强化（reinforcement）：正性强化是指医护人员在儿童的口腔治疗过程中对患儿的良性行为表现给予鼓励和夸奖，通过适时反馈来强化孩子的这些在诊疗过程中出现的配合治疗行为的方法。孩子得到这些正性反馈信息后可减轻他们下次就诊的恐惧和抗拒，从而达到塑造其积极口腔诊疗行为的目的。尤其是 3~6 岁的孩子，心理活动不稳定，周围环境对其心理影响较大，因此，对这个年龄阶段的小朋友哪怕只有一点点进步都应及时予以表扬和鼓励，医护人员不应只操作而沉默不语。

（6）分散注意力（distraction）：这种行为引导方法是指在有可能给孩子留下不好的印象前使用可行的方法转移孩子的注意力，从而减少患儿对治疗的不良印象，避免出现躲避或干扰治疗的行为。科室的候诊区可装饰一些童趣的场景，如森林、海洋、动物园等，让孩子不紧张。治疗椅前也可安装屏幕播放孩子们喜欢的动画片（图 6-3）。在操作过程中也可用数数的方法引导孩子，分散孩子对治疗过程的注意力从而忘记恐惧和紧张情绪。

3. 不同的非药物性行为引导技术的适应证与非适应证

（1）适应证：治疗前体验、TSD、分散注意力等以上非药物性行为引导方法均适用于 3 岁以上并具有正常社交和情感状态的孩子，大部分 3 岁以上的患儿通过这些行为引导都可配合完成口腔的无痛治疗；

（2）非适应证：心理或情感发育不成熟，智力、生理或医学上有残疾，听力受损的患儿；有严重的不良口腔科就诊经历、顽固性抵抗治疗的患儿。

【注意事项】

1. 儿童口腔治疗中观察孩子的肢体语言是必要的，以确认孩子的行为引导信息被接受，并评估实施治疗措施时孩子感到舒适或疼痛的水平。

2. 儿童的第一次就诊体验非常重要，不能让他们看见不愉快或束缚下的口腔治疗场景。为了塑造其诊疗行为，第一次就诊可进行一些简单的操作，如口腔

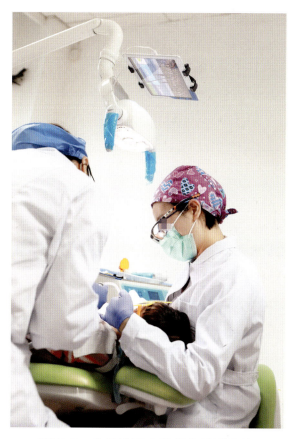

图 6-3　分散注意力的行为引导方法

检查、刷牙指导或涂氟等。

　　3. 3 岁以下的低龄儿童由于认知理解力所限,多不能配合治疗。进行口腔检查时需要稳定的支持,诊疗时可在牙列一侧放置咬合垫,严防分泌物呛入气管。

　　4. 治疗开始时应采用慢而轻柔的动作,观察患儿的适应能力,逐步增加力度和速度。

【参考文献】

1. 葛立宏. 儿童口腔医学. 5 版. 北京:人民卫生出版社,2020.
2. DEAN J A. McDonald and Avery's Dentistry for Child and Adolescent. 10th ed. St Louis:Mosby, 2015.
3. TOWNSEND J A,WELLS M H. Behavior Guidance of the Pediatric Dental Patient. Pediatric Dentistry,2008,30(7):125-133.

（邹　静　张越茗）

实验七　儿童口腔临床的局部麻醉技术

【目的和要求】

通过本实验,初步掌握儿童口腔临床各种局部麻醉技术的适应证和非适应证,熟悉器械准备和操作流程及注意事项。

【实验内容】

1. 儿童口腔临床常用的局部麻醉方法。
2. 局部麻醉药物的种类及其性能。
3. 各种儿童口腔常用局部麻醉技术的适应证和非适应证。
4. 计算机程控局部麻醉技术。
5. 局部麻醉的注意事项。

【实验用品】

口镜、镊子、探针、器械盘、无菌手套、一次性医用口罩、一次性医用帽子、棉签、碘伏消毒液、局部麻醉药物、计算机程控局部麻醉系统等。

【方法和步骤】

控制疼痛是儿童口腔科行为管理的重要内容,口腔科疼痛史会加剧儿童的恐惧感,局部麻醉技术是儿童口腔诊疗中重要和有效的控制疼痛的方法,可以降低患儿在口腔治疗中的焦虑和不适。局部麻醉是指用局麻药暂时性阻断机体一定区域内神经末梢和纤维的感觉传导功能,从而使该区疼痛消失的麻醉方法。

1. **儿童口腔临床常用的局部麻醉方法**　儿童口腔门诊常见的局部麻醉方法有表面麻醉、骨膜上浸润麻醉、牙周膜注射麻醉等。

（1）表面麻醉:是将麻醉剂涂布或喷射于手术区表面,药物吸收后麻醉末梢神经,使浅层组织的痛觉消失。临床上常用的表面麻醉剂有利多卡因、丁卡因等。表面麻醉药有多种不同形式,如凝胶、软膏和气雾剂等。表面麻醉可使黏膜下 2~3mm 组织的痛觉消失。

（2）骨膜上浸润麻醉:是指将麻醉药注射到牙根尖部位的骨膜浅面,使之失去传导痛觉的能力而产生麻醉效果。骨膜上浸润麻醉是儿童口腔科医师最常用的麻醉方式(图 7-1)。

（3）牙周膜注射麻醉:是指将麻醉药注射到牙周膜内,作用于神经末梢,使之失去传导痛觉的能力。其作用原理是注射到牙周膜的麻药通过牙槽骨天然的孔隙进入到松质骨,进而达到牙髓神经,产生麻醉效果(图 7-2)。牙周膜注射麻醉操作方便、起效迅速、创伤小、术中止血和术后控制疼痛效果较好,选择合适的适应证可达到有效的局部麻醉或单个牙麻醉效果,减少软组织咬伤。

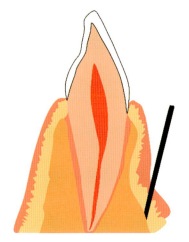

图 7-1　骨膜上浸润麻醉示意图

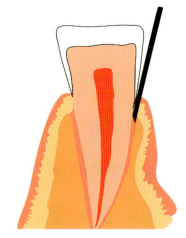

图 7-2　牙周膜注射麻醉示意图

（4）传导阻滞麻醉:是指将局麻药液注射到神经干或其主要分支附近,以阻断神经末梢传入的刺激,使被阻滞神经分布的区域产生麻醉效果的方法。阻滞麻醉具有麻醉效果好,麻药用量和注射次数少,可避免感染扩散等优点。但因麻醉时间较长,患儿容易出现术后的黏膜咬伤,且注射针可能引起患儿的恐惧与紧张,从而抗拒治疗。

（5）计算机程控局部麻醉技术:计算机程控局部麻醉技术可以将注射针头的压力和注射速度进行实时反馈,让医师及时修正注射方式,保持注射在恒定的压力和缓慢匀速下进行,从而完成可预测的、无痛、高效的麻醉。同时,此技术使局麻药传输速度低于患者机体的疼痛阈值,使注射更加舒适、安全。与传统手动注射方式相比,计算机程控局部麻醉技术可有效提高注射的准确性,减轻注射疼痛,减轻或解除患者的焦虑心理,降低操作的风险。计算机程控局部麻醉技术在儿童口腔临床中的应用大大降低了患儿的牙科恐惧症,减少了术后咬伤等并发症的发生。

2. 局部麻醉药物 儿童口腔临床常用的局部麻醉药物有酰胺类的利多卡因、阿替卡因、甲哌卡因和酯类的丁卡因(表7-1)。

表 7-1 儿童口腔科常用麻醉药物的特性

通用名称	常用浓度	血管收缩剂	最大推荐使用剂量(单位:mg/kg)	平均牙髓麻醉持续时间(单位:min)	平均软组织麻醉持续时间(单位:h)
利多卡因 *	2%	1:100 000 肾上腺素	4.4	60	3~5
阿替卡因	4%**	1:100 000 肾上腺素	7.0	60~120	4~5
甲哌卡因	2%	1:20 000 左旋异丙肾上腺素	4.4	60~90	3~5
甲哌卡因	3%	无	4.4	60~90	2~3

* 2% 的利多卡因可进行表面麻醉

** 不建议 4 岁以下儿童使用 4% 的阿替卡因

(1)利多卡因:化学性质稳定,具有较强的组织穿透性和扩散性。利多卡因可用于浸润麻醉、表面麻醉和阻滞麻醉,是口腔临床局部麻醉首选药物。国外有利多卡因加肾上腺素的卡局式包装成品,国内尚无。临床配药容易导致含肾上腺素浓度不准确,并且不能配合卡式金属注射器和计算机程控局部麻醉系统使用,因此利多卡因在儿童口腔科的临床应用中受到限制。作为表面麻醉剂,利多卡因有不同的形式,如凝胶、溶液、软膏、喷雾等。

(2)阿替卡因:是唯一包含酯键的酰胺类麻醉药,起效快,具有较强的浸润效力。其酯键在血浆内可被血浆酯酶水解,因此,可以快速降解到不活跃的状态,半衰期短,因而系统毒性减少。阿替卡因有加肾上腺素的卡局式包装成品,临床使用方便,利于保证无菌操作。阿替卡因毒性较利多卡因低,少见过敏反应。在儿童口腔临床,常使用加肾上腺素的卡局式阿替卡因,可以有效控制疼痛。虽然有回顾性研究报道 4 岁以下儿童使用阿替卡因进行浸润麻醉或阻滞麻醉未出现系统性不良反应,但临床中,对 4 岁以下的儿童慎用。

（3）甲哌卡因：甲哌卡因起效时间更快，麻醉效果强。毒性较小，不良反应发生率低，是一种相对安全的局部麻醉药。临床使用时应注意可能发生的过敏反应，必要时需进行皮肤过敏试验。甲哌卡因具有加肾上腺素和不加肾上腺素两种卡局式包装成品。为提高局部麻醉的成功率，常在局部麻醉药物中加血管收缩剂，一般是肾上腺素。肾上腺素的比例为 1∶200 000~1∶50 000。加入血管收缩剂可以使局部血管收缩，从而延缓麻药吸收、延长局麻时间、减少注射部位的出血和保持术野清晰，同时降低毒性反应。但是，加入肾上腺素可能会引起心悸、血压升高、心律失常甚至心室纤颤等不良反应。因此，应严格限制麻药总的肾上腺素浓度，控制一次注射量。

（4）丁卡因：其毒性高、穿透力强。在儿童口腔科常以凝胶的形式作为表面麻醉剂使用。

3. 各种常用局部麻醉技术的适应证和非适应证

（1）表面麻醉适应证

1）注射针刺部位的麻醉；

2）极松动牙拔除或去除表浅牙齿碎片；

3）上橡皮障时牙龈的止痛；

4）表浅的黏膜下脓肿切开；

5）口角炎以及阿弗他溃疡的暂时止痛等。

（2）浸润麻醉适应证

1）乳牙和年轻恒牙中龋、深龋去腐前；

2）乳牙和年轻恒牙牙髓治疗前；

3）乳牙和年轻恒牙外伤复位固定治疗前；

4）乳牙和年轻恒牙预成冠修复治疗前；

5）牙拔除术、黏液性囊肿、唇舌系带矫治等儿童口腔外科门诊治疗前。

（3）传导阻滞麻醉适应证

1）下颌年轻恒磨牙的牙髓治疗；

2）阻生牙或多生牙的拔除。

（4）非适应证

1）丙胺卡因和苯佐卡因的表面麻醉药不能用于曾经患有高铁血红蛋白血症、镰状细胞贫血、有缺氧表现或服用了对乙酰氨基酚或非那西丁的患者及 2 岁以下的儿童；

2）含肾上腺素的局麻药物禁用于患有甲亢的患儿；

3）对亚硫酸盐过敏的患儿则推荐使用不含血管收缩剂的局麻药；

4）对治疗使用的局部麻醉药物过敏的患儿禁用。

4. 计算机程控局部麻醉技术

（1）麻醉前准备

1）角色扮演：模拟儿童口腔诊疗过程,进行角色扮演。一名学生扮演家长,一名学生扮演患儿,另外两名学生扮演医师和护士。

2）临床检查和诊断："医师"采集患者主诉,现病史,既往史,过敏史,口腔科治疗史;进行口腔临床检查,包括口腔卫生,牙体、牙髓、牙周组织检查。

3）向"家长"交代治疗计划,知情同意：向"患儿"及其监护人告知病情、治疗计划、治疗费用等信息,知情同意。

（2）确认设备完好,装备麻药

1）确定计算机程控局部麻醉系统电源连接,开启设备（图 7-3）。

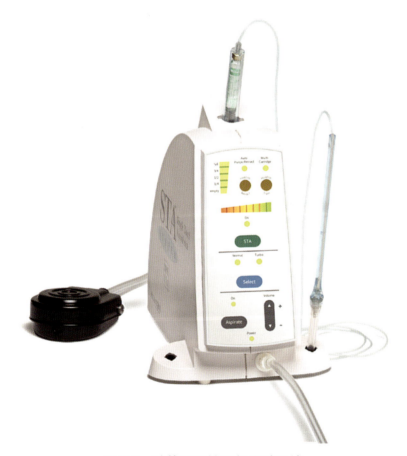

图 7-3　计算机程控局部麻醉系统

2）选择合适的注射针头,一般30G 1/2针头应用于牙周膜注射麻醉、骨膜上浸润麻醉;30G1针头应用于骨膜上浸润麻醉;27G 11/4针头应用于下牙槽神经阻滞麻醉(图7-4)。从无菌包装中取出手柄,注意保持无菌。

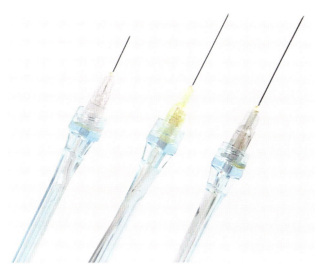

图7-4　计算机程控局部麻醉系统针头

3）将卡局式包装的麻药置入麻药盒内,有金属带环的隔膜端朝向麻药盒的导管端,麻药盒内的穿刺针需穿透橡胶隔膜,使麻药完全推入麻药盒内,位置稳固。

4）将麻药盒无导管端插入装置顶部的药筒盒插屉内,逆时针旋转1/4圈。麻药盒与驱动装置连接好后,设备将自动排出导管及针头中的空气。此时,手柄填充完毕,准备就绪。

（3）表面干燥和消毒:保持黏膜干燥,碘伏消毒。

（4）表面麻醉:使用棉签将适量表面麻醉药涂抹于注射针进针区域,维持约30~60秒。

（5）检查导管通畅性:踩脚踏开关,确认导管通畅。

（6）缓慢注入麻药。

1）骨膜上浸润麻醉:绷紧注射部位,建立牢固指点,注射针斜面朝向黏膜表面,缓慢进针,并注射几滴麻药,建立麻醉通路,进针过程注射麻药。根据患儿年龄、体重等确定麻药剂量,缓慢注入麻药;注射完毕后慢慢地退出注射针。

2）牙周膜注射麻醉:进针点在牙根与牙周膜之间,单根牙注射点为远中颊/舌线角,多根牙先注射远中颊/舌线角,再注射近中颊/舌线角。针头斜面朝向牙根,注射针与牙体长轴成 30°~45°,在计算机程控局部麻醉系统的压力指示灯指示下达到牙周膜,给予 1/4 药筒的麻药;注射完毕后慢慢地退出注射针。

3)阻滞麻醉:进行阻滞麻醉时,必须熟悉口腔颌面部局部解剖,掌握阻滞麻醉时的进针参考标志,进针点、进针方向等。当注射针头到达给药部位,注射麻药前进行回吸,观察有无回血;若有回血,需后退少许注射针头并改变注射方向重新刺入,回抽无血后才能给药。

(7)与患儿交流并观察患儿反应:在局部麻醉药注射前和注射期间都应与患儿进行交流,减轻患儿的心理畏惧。麻药注射完成之后,应密切观察患儿的反应,注意是否有脸色发白、冒冷汗等并发症。

5. 注意事项

(1)保持注射器在患者的视线外:在进行局部麻醉时,患儿体位调整到位,组织准备完成后,医师准备进行局部麻醉,整个过程中注射器应保持在患儿的视线外,避免对患儿造成视觉恐惧。

(2)安全防护:在使用计算机程控局部麻醉系统进行局部麻醉,为了保证直视下进针,有时会将注射针头进行预弯。在操作结束后,应将预弯针头复形,将针头插入装置一侧的针头帽内,插入过程中避免用手扶住针头帽,防止手被针头刺伤。

(3)患儿身体固定保护:儿童对外界刺激敏感,且主动控制能力不足。在进行局部麻醉时为避免患儿的身体发生突然移动,建议家长握住患儿双手或扶着患儿上肢给予安抚和保护性固定。医护人员可辅助保护患儿头部尽量避免移动。若患儿在操作中出现明显肢体移动,建议暂停操作。

(4)术后医嘱的交代:口腔科治疗过程中使用了局部麻醉的患儿,在治疗后应向家长及患儿交代勿在麻木感消失前进食,勿咬治疗侧的口腔黏膜,避免造成局部麻醉药注射后的咬伤形成溃疡。

【操作要点】

1. 缓慢注射 是指注入 1mL 局部麻醉药液的时间不少于 60 秒,一个装满 1.8mL 的卡氏安瓿注射完毕大约需要 2 分钟。通过缓慢注射能够使药液沿着正常组织间隙弥散,可以减少注射时疼痛,预防中毒反应发生,减少术后组织损伤引起的疼痛,增加麻醉效果。

2. 回吸 回吸的目的是确定针尖是否位于血管内,通过观察卡氏安瓿内或针筒针的末端有无回血现象,操作者可确定是否发生阳性回吸。任何回血现象都是阳性回吸,局部麻醉药溶液不应该在这个部位注入。回吸必须在注射针筒或安瓿内产生负压。普通一次性注射器和卡氏金属注射器需操作者手指向后回拉,计算机程控局部麻醉系统松开脚踏板后可自动回吸。在保证充分回吸的情况下,注射针的针尖应当保持不动,回吸时注射器既不能向前推进,也不能从组织中退出,回吸时必须稳定。

【参考文献】

1. 葛立宏. 儿童口腔医学. 第 5 版. 北京:人民卫生出版社,2020.
2. DEAN J A. McDonald and Avery's Dentistry for Child and Adolescent. 10th ed. St.lous:CV Mosby, 2015.

（张　琼）

实验八　儿童口腔临床中的吸入镇静技术

【目的和要求】

通过本实验,初步掌握儿童口腔临床笑气/氧气吸入镇静技术的适应证和非适应证,熟悉其操作流程和注意事项。

【实验内容】

1. 吸入镇静的药物。
2. 笑气/氧气吸入镇静技术的适应证和非适应证。
3. 笑气/氧气吸入镇静技术的操作流程。
4. 注意事项。

【实验用品】

笑气/氧气吸入装置、监护仪、急救心肺复苏设备和急救药品、专用废气回收装置、仿头模、鼻罩等。

【方法和步骤】

大多数患儿可以在口腔门诊,通过告知-演示-操作等非药物行为管理技术,以及口腔局部麻醉技术有效控制疼痛而配合进行口腔治疗。但对于一部分患儿即使采取了有效局麻和非药物行为管理手段仍然不能配合口腔治疗,医护人员可能采用药物性行为管理技术来进一步控制焦虑和疼痛。不同深度的镇静,可以有效减少患儿的焦虑,提高疼痛的阈值。镇静是一个连续的过程,包括轻中度镇静的抗焦虑作用到深度镇静,全身麻醉则是使患儿意识消失,完全消除焦虑。

笑气/氧气吸入镇静技术是目前安全有效、且患儿易接受的药物性行为管理技术。口腔科医师经过培训认定后,方可独立操作的清醒镇静技术。使用鼻罩吸入笑气/氧气,起效快且代谢完全、恢复迅速,可减少或消除恐惧和焦虑,从而减少患儿不适当的活动或反应,提高患儿对口腔治疗的合作性。

1. 吸入镇静的药物 笑气为氧化亚氮(N_2O)的俗称,至今有200多年的历史。1844年Horace Wells首先将其应用于拔牙术后镇痛并取得初步成功。随后,笑气/氧气吸入镇静技术愈加成熟,目前已广泛用于全身麻醉的快速诱导、分娩镇痛、儿科、口腔科、辅助检查、皮肤手术、断瘾治疗等领域。在欧美国家调查发现超过50%的口腔全科医师、85%的口腔颌面外科医师和88%的儿童口腔科医师在临床工作中使用了笑气/氧气吸入镇静技术。

笑气在常温下为无色带甜味的气体,血气分布系数为0.47,在血液中很稳定,不与血液中任何物质结合,能快速穿过肺泡-动脉膜达到平衡,因而也易穿过血脑屏障进入肺部。发挥作用迅速,摄入后3~5分钟就可出现临床效应高峰。

2. 笑气/氧气适应证和非适应证

（1）适应证

1）对口腔治疗有焦虑但愿意接受诊疗的患儿;

2）4岁以上轻度焦虑的患儿。

（2）非适应证

1）扁桃体肿大、鼻塞等上呼吸道感染的患儿;

2）中耳炎、肠梗阻、气胸等闭合腔性疾病。

3. 笑气/氧气吸入镇静技术操作流程

（1）采集患儿病史,选择符合适应证的患儿,就患儿口腔情况及采用的吸入镇静行为管理技术与监护人和/或患儿进行充分的交流沟通,签署知情同意书。

（2）治疗前患儿评估:ASA(美国麻醉医师学会)分级为Ⅰ级和Ⅱ级的患儿才适于在门诊进行镇静治疗。测量6项临床指标(身高、体重、体温、血压、脉搏及呼吸),将手术前后的生命体征数据进行比较,以评价镇静后的复苏。

（3）与监护人签署知情同意书。

（4）患儿的准备:在术前相应时间内禁食水,使胃内排空,降低误吸风险;4岁以上的患儿如使用笑气体积分数<50%,建议术前禁食、禁饮2小时;使用笑气体积分数>50%,建议术前禁饮>2小时、禁食母乳>4小时、禁食(含非母乳类奶饮料)>6小时。

（5）患儿的监护级生理指征记录:意识状态、肺通气量、血氧饱和度及血流动力学都需要监测,提供基线参考值,以减少并发症的发生。

（6）使用符合孩子年龄特点的TSD技术,用其能理解的语言告诉将要进行的操作以得到孩子的配合。

（7）最好选用平躺的仰卧位。

（8）选择合适的鼻罩,以手指轻压使鼻罩与上唇紧贴,以便用鼻呼吸,年龄较小的孩子建议使用质地柔软的鼻罩。

（9）鼻罩固定后先吸入 3~5 分钟纯氧,确认鼻罩呼吸瓣有规律地开闭以后,调整氧气流量至患儿在闭口状态下能无意识鼻呼吸（图 8-1）。

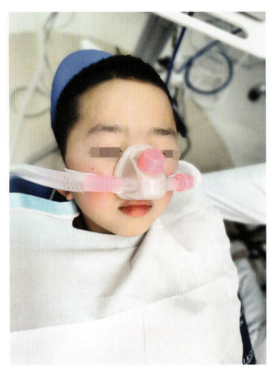

图 8-1　笑气吸入镇静技术在儿童口腔临床中的应用

（10）鼻呼吸规律形成后,开始吸入笑气。笑气浓度通常从 5% 开始,然后按每次 5%~10% 的浓度增加,在每个浓度维持 3 分钟左右以观察患儿的镇静深度是否逐渐升至能达到理想镇静水平的最低浓度。笑气的最大浓度一般不要超过50%。

（11）治疗结束后停止笑气吸收,继续吸入 3~5 分钟纯氧,使血液内的笑气迅速扩散进入肺泡,以使患儿尽快复苏。

4. 注意事项

（1）患儿的术前评估很重要,应尽量采集病史,排除禁忌证,必须采集的详细病史包括:全身主要器官、系统有无异常,以往麻醉或镇痛时有无不良经历、药物过敏史及现在用药情况、最后一次药物摄入的时间和种类。

（2）若在治疗过程中患儿出现恶心、呕吐或过度镇静的表现（如出汗、脸色苍白），则应马上关闭笑气而给患儿吸入纯氧。

（3）镇静过程中必须保证纯氧浓度不低于30%，并且配备专门的监护、急救设施。从治疗开始到结束直至患儿完全复苏的全过程中，应有一名专职监护人员对患儿的心率、血氧饱和度、血压、呼吸灯生命体征进行监护，并准备相应的急救设备。

（4）在轻度和中度镇静中，意识处于减退的水平。这种状态下，患者自身具备持续气道通畅的能力，能对物理刺激和口头指令如"睁眼"作出反应。轻中度镇静中绝对不能丧失意识，必须有足够的安全设置以保证患者不出现丧失意识的可能。使用该技术时，患儿应处于有意识镇静状态，患儿各种保护性反射都存在，并能在保持自主呼吸的情况下维持呼吸道通畅和正常分钟通气量，医务人员不应期望患儿进入睡眠状态，或达到对治疗的完全配合，或替代局麻镇痛效果。

（5）虽然笑气/氧气吸入镇静技术在绝大多数情况下是相对安全的，但不同镇静深度之间没有明确的界限。随着笑气浓度的增加、使用时间延长，患儿可能出现过度镇静甚至全身麻醉及其并发症，临床医师应有效监控并具备相应急救技能以避免上述情况的产生。临床应用前要全面评价患儿的全身情况以保证镇静技术的合理用药，镇静过程中必须确保氧气浓度不低于30%，并且配备专门的监护、急救设施等。

【操作要点】

1. **适应证的选择**　笑气/氧气吸入镇静只适用于对口腔治疗有焦虑但愿意接受诊疗的孩子，而对极度焦虑，躁狂和反抗的患儿无效。因此多数学者认为笑气/氧气吸入镇静技术只适用于4岁以上轻度焦虑的患儿，因为该年龄段的患儿已能领会医师的指示，并懂得使用鼻罩通过鼻子呼吸。且该技术用于4岁以上者安全性高、不良反应少。

2. **笑气浓度和滴定量**　不同个体对药物治疗的反应不同，适用于某一患儿的笑气体积分数不一定适用于另一患儿，同一患儿在不同时期的反应也不尽相同。因此每次使用该技术时都要重新滴定。除特殊情况外，不推荐使用固定体积分数笑气和所谓快速诱导技术。

3. **笑气/氧气吸入镇静后局部麻醉的实施**　吸入50%以下浓度的笑气可产生最小镇静剂轻度镇痛作用，有效控制恐惧或焦虑情绪，而情绪放松也有利于提高痛阈。期间患儿呼吸和心血管功能不受影响，保护性反射存在。吸入50%以上浓度的笑气可产生中度镇静到深度镇静甚至全身麻醉效应。随着浓度增加,患儿的意识从清醒到逐渐丧失,自主呼吸不能维持,镇痛作用增强。明显产生疼痛的操作如拔牙术、开髓等,单纯依靠笑气/氧气吸入不足以产生可靠的镇痛作用,反而影响其镇静效果,常需要加用局部麻醉药物。笑气和其他镇静药物的联合应用必须非常小心,很容易导致深度镇静。

【参考文献】

1. 葛立宏. 儿童口腔医学. 第 5 版. 北京:人民卫生出版社,2020.
2. DEAN J A. McDonald and Avery's Dentistry for Child and Adolescent. 10th ed. St.lous:CV Mosby,2015.

（张　琼）

实验九　儿童口腔治疗中的四手操作技术

【目的和要求】

通过本实验,初步掌握四手操作基本方法。了解四手操作前的准备,医、护、患三者位置关系,体位要求,器械的正确传递与交换方法以及吸引器的正确使用与注意事项。

【实验内容】

1. 四手操作前准备。
2. 医、护、患的位置关系。
3. 医、护、患三者的体位。
4. 器械的传递与交换方法。
5. 吸引器的使用方法。
6. 操作注意事项。

【实验用品】

1. 实验器材

（1）口腔综合治疗椅。

（2）口腔综合治疗台。

（3）医师座椅、护士座椅。

2. 实验耗材

（1）口腔综合治疗盘(包括口镜、探针、镊子)。

（2）治疗铺巾。

（3）常用器械(包括充填器、挖匙、三用枪、一次性注射器、弯盘、纱球、吸唾管、口杯等)。

【方法和步骤】

1. 四手操作前准备

（1）诊室环境：清洁、安静、光线充足、通风。自然光最为理想，可以真实反映牙冠、牙龈和黏膜的色泽。自然光线不足时，应有辅助灯光，且以冷光源为宜。口腔内光线无法直射的部位，可借助口镜反光进行检查。

（2）着装：术者穿戴好工作服、帽子、口罩，注意衣领防护及着装整洁。

（3）设备：检查前，确认口腔综合治疗台各部分功能正常。

（4）手的消毒：修剪指甲，卫生洗手后戴手套。

2. 医、护、患的位置关系
将医师、护士、患者的位置关系假想成一个时钟面，以患者面部为中心，将操作区分为四个时钟区。

（1）医师工作区：位于时钟 7~12 点，最常用的是 11 点，此区域展示的操作视野最清晰。上颌操作时多选 10~12 点，右侧下颌操作多选 7~9 点，左侧下颌 10~11 点。此区不能放置物品（图 9-1）。

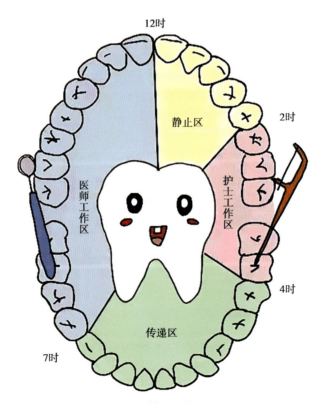

图 9-1 医、护、患的位置关系

（2）静止区：位于时钟 12~2 点，此区域多放置器械柜（车）。

（3）护士工作区：位于时钟 2~4 点，此区域离传递区较近，便于在静止区内拿取所需的器械和材料。

（4）传递区：位于时钟 4~7 点，此区域的功能为传递器械和材料。

3. 医、护、患三者的体位

（1）医师的体位：坐下时双脚踏地，大腿与地面平行或膝盖稍低于臀部，两腿自然分开；身体长轴平直，双肩下垂，双臂与双手放于身体两侧，双手维持与心脏同一水平。医师的头向前倾，视线向下，医师的眼和患者的口腔距离为 36~46cm，眼睛与患者口腔的连线与纵轴垂直线成 20°~30°。

（2）护士的体位：护士的视线比医师高 10~15cm，双脚置于座椅脚踏上，髋部与患者肩部在同一水平，大腿和地面平行，左腿靠近综合治疗台并面对医师，便于传递器械和吸唾。

（3）患者的体位：患者的体位可根据具体操作调整，常采用平卧位，患者平卧于治疗椅，椅背抬高 7°~15° 或与地面平行。头部放于头托端，身体放松，口腔应位于医师眼睛的下方。

4. 器械的传递及交换

（1）器械的传递方法：临床上常用的器械传递方法有握笔式直接传递法、掌-拇握式传递法和掌式握持传递法。其中握笔式直接传递法为最常用的器械传递方法，即护士左手握持器械的非工作端，医师以拇指和示指接过器械工作端的 2/3 部，中指放在器械下面作为支持。

（2）器械的交换方法：临床常用的器械交换法有平行器械交换法、双手器械交换法和旋转器械交换法。最常用的器械交换方法是平行器械交换法，护士以左手拇指、示指及中指递送消毒好的器械，以无名指和小指接过使用后的器械，将其勾回手掌中，并放回原处。在传递区域进行传递时，器械之间应保持平行。

5. 吸引器的使用

（1）吸引器的用途：吸引器管是现代口腔治疗中必备的器械之一。主要作用为吸净口腔内的唾液、血液、水和碎屑；牵拉、推开口内软组织，保护黏膜，确保口腔内的操作空间，提供最佳的操作视野；减少高速牙科手机、超声波等产生的气溶胶。

（2）吸引器的分类、握持方法：吸引器分为弱力吸引器和强力吸引器，弱力吸引器可采用握笔法（图 9-2），强力吸引器可采用掌拇握持法（图 9-3）和反掌拇握持法（图 9-4）。一般用右手握持吸引器，左手持三用枪或传递用物。

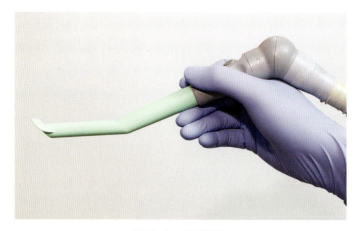

图 9-2　握笔法

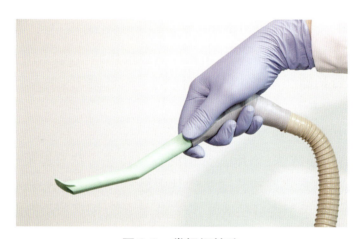

图 9-3　掌拇握持法

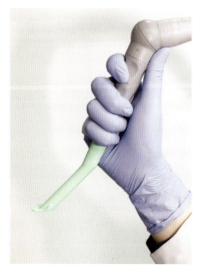

图 9-4　反掌拇握持法

（3）吸引器的使用原则

1）使用负压吸引器时,吸头应放置于硬组织上,尽量靠近被治疗的牙齿,避免过于接近口腔软组织,以免吸住软组织造成损伤。

2）吸引器不可阻挡医师视线。

3）吸引时不能紧贴患者黏膜,避免长时间吸引一个部位造成患者黏膜受损或堵塞管口。

4）使用吸引器时应动作轻柔,以减少患者的不适感。

5）指导患者使用鼻腔呼吸,吸头勿放于舌根、软腭、咽喉部等敏感部位,以免引起咽喉反射。

【注意事项】

（1）详细询问病史了解患者病情,预先告知患者治疗过程中可能出现的情况,并签署知情同意书。

（2）根据病情做好术前准备,若患者唇部干燥应先为患者涂抹凡士林,以防嘴角开裂。

（3）掌握各类器械传递方法与四手操作位置关系,在操作过程中准确、及时交换器械,避免污染、碰撞,不可在患者头面部传递器械,传递锐利器械时应使用弯盘。

（4）熟练掌握治疗流程及四手操作可有效缩短整体时间,提高工作效率。

（5）戴手套的手勿随意触碰非工作区,以防引起交叉感染或医患矛盾。

（6）操作过程中随时观察患者情况,若患者出现不适应立即停止操作,积极采取应对措施。

【参考文献】

1. 口腔四手操作技术规范(发布稿)T/CHSA 013-2020［S］. 2020.
2. 李秀娥,王春丽.实用口腔护理技术［M］.北京:人民卫生出版社 .
3. 赵佛容.口腔护理学［M］. 2 版.上海:复旦大学出版社,2009.

（王　雁）

实验十　特殊儿童个性化口腔护理用品的设计与制作

　　根据我国 2011 年颁布的国家标准,残疾分类为视力残疾、听力残疾、言语残疾、肢体残疾、智力残疾和精神残疾等六类。我国残联统计我国现有残疾人约 8 300 万,其中 0~6 岁的残疾儿童约为 167.8 万,现患率为 1.69%,而其中 70% 以上需要接受包括口腔诊疗在内的医疗服务,因此该人群对口腔诊疗的需求是巨大的,不容忽视的。

　　作为一个特殊的社会群体,和普通儿童一样,有着提高自己生活质量的需求,口腔健康是特殊儿童最基本的生存与生活需求之一。特殊儿童患口腔疾病的风险更高。特殊儿童由于各种疾病引起的损伤、障碍和残疾,丧失了生活自理能力,包括口腔保健能力,需要特殊的口腔保健。这类儿童一般口腔卫生极差,常导致多种口腔疾病。他们通常无法与儿童牙医进行配合,缺乏自控能力,导致口腔疾病的治疗过程更为复杂。特殊儿童的口腔健康更需要家人和社会的关注,做好口腔护理对这类儿童口腔疾病的预防尤为重要,也较普通儿童更为困难。

　　为确保有特殊保健需要的儿童不因为忽视口腔健康而危害全身健康,对家长/监护人/照料者的口腔健康教育尤为重要,家长/监护人/照料者有责任从最开始在家里帮助患儿做好口腔护理,建立良好的口腔卫生习惯。家庭口腔保健应从婴儿时期开始,口腔科医师应教会家长每天使用婴儿牙刷或柔软的纱布轻柔地清洁前牙。对于年龄稍大一些不配合或因身体条件限制而不能配合刷牙的儿童,口腔科医师需教会家长或监护人使用正确的刷牙方法。一些经过改良的口腔护理用品,能够帮助行动不便的儿童保持良好的口腔卫生,针对特殊儿童设计个性化的口腔护理用品具有重要意义。

【目的和要求】

通过本实验了解不同特殊儿童口腔疾病的特点,针对特殊儿童设计个性化的口腔护理用品。

【实验内容】

1. 设计个性化口腔护理用品。
2. 制作个性化口腔护理用品。
3. 帮助特殊儿童进行口腔护理。

【实验用品】

1. **实验器械**　模拟诊疗环境:诊室或模拟诊室的实验室。
2. **实验耗材**
（1）一次性检查盘:包括口镜、牙科探针,用于进行口腔检查。
（2）口腔清洁工具:牙刷、牙线。
（3）开口器,尼龙线。
（4）橡皮泥:用于制作牙刷个性化刷柄。
（5）记录工具:笔记本及笔。

【方法和步骤】

1. **实验分组**
（1）学生被分成若干学习小组,每组由 4 名学生组成。
（2）一名学生扮演患儿(特殊儿童),另 3 名学生扮演看护者。
2. **案例分配**
（1）讲师准备患有不同疾病的特殊儿童典型案例。
（2）每一组学生随机选择一个数字,然后讲师或助教提供病例的所有相关信息。
3. **设计个性化口腔护理用品**　小组内根据患儿特点进行讨论,并设计一种个性化的口腔护理用品。鼓励学生为不同特殊儿童进行个性化口腔护理用品的设计,阐述设计理念,画设计图。
4. **制作个性化口腔护理用品**　以个性化手柄的牙刷为例,展示如何制作适合于特殊儿童使用的个性化牙刷。常规牙刷的刷柄较为纤细,可根据特殊儿童手握持牙刷的姿势来改良的刷柄,便于患儿握持(图 10-1~图 10-4)。

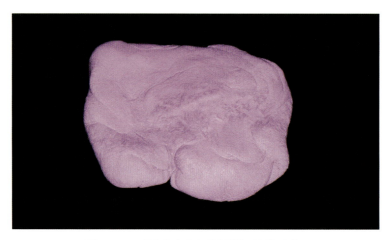

图 10-1　用于改良牙刷刷柄的橡皮泥

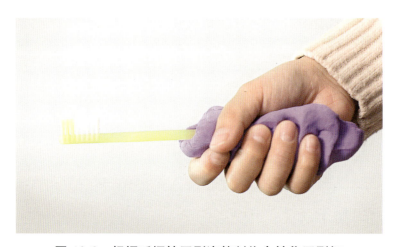

图 10-2　根据手握持牙刷姿势制作个性化牙刷柄

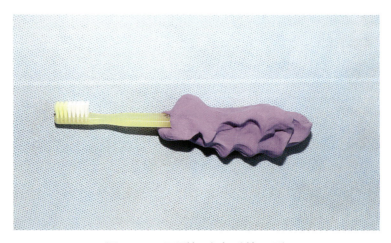

图 10-3　牙刷柄改良后的牙刷

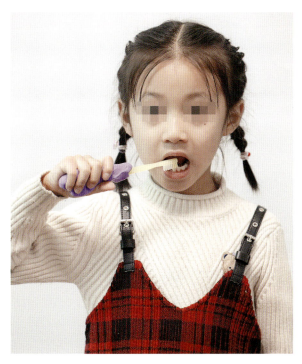

图 10-4　特殊儿童使用改良后的牙刷进行口腔清洁

5. 帮助特殊儿童进行口腔护理　"患者"为角色扮演做准备。看护者使用制作的个性化口腔护理用品为"患儿"进行口腔护理。下面以刷牙为例进行介绍。

对于缺乏刷牙动力的有特殊保健需求儿童的口腔卫生状况,刷牙技巧应简单有效,比如横刷法。横刷法指水平向轻柔拂刷所有牙齿的颊面、舌面、咬合面及牙龈。而那些能够自主刷牙的儿童可以使用适合他们年龄的刷牙技巧。牙刷应选择柔软的尼龙牙刷。

为特殊儿童进行口腔清洁时可根据实际情况选择不同的体位。

（1）儿童可靠在沙发或者床上,头向后靠在家长的大腿上。同样家长一只手固定儿童头部,同时另一只手刷牙（图 10-5A,图 10-5B）。

（2）两名家长坐在沙发上,儿童的头部和肩部躺在一名家长的膝盖上,另一名家长固定儿童的腿,这种姿势下前一名家长可以刷牙（图 10-5C）。

（3）儿童站或者坐在家长前方,家长可以一只手扶住儿童的头部,同时用另一只手刷牙（图 10-5D,图 10-5E）。

如果需要患儿张开嘴,由于患儿可能有不自主肌痉挛,可以用栓线的开口器（图 10-6）放置于上下颌牙列之间,同时用一只手固定开口器及牙线,防止开口器滑脱,另一只手可帮助患儿刷牙（图 10-7）及使用牙线（图 10-8）。

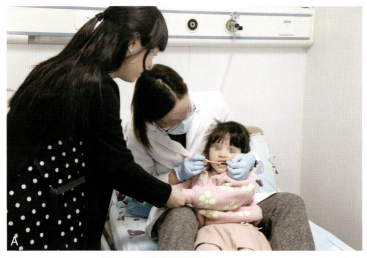

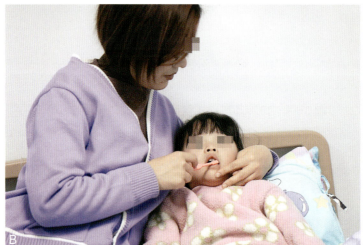

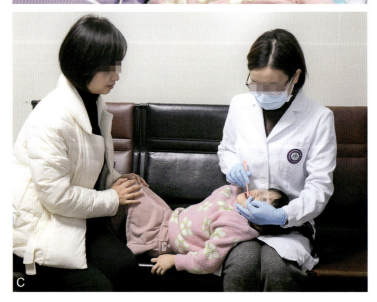

图 10-5　为特殊儿童进行口腔清洁时的体位

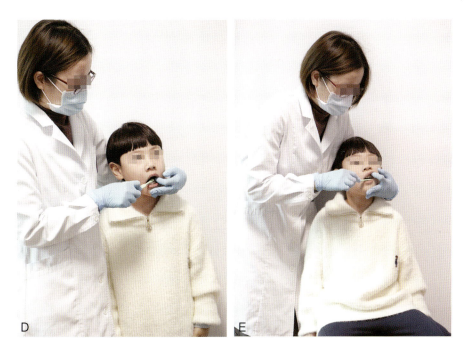

图 10-5(续)

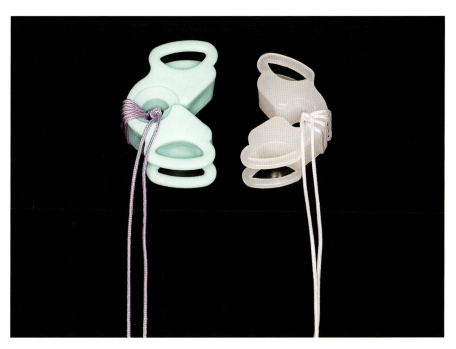

图 10-6　开口器上拴线防止误吞

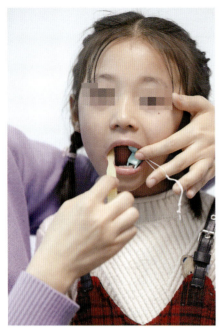 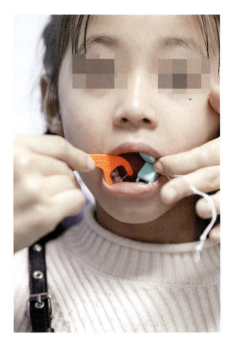

图 10-7　使用开口器打开口腔进行刷牙　　图 10-8　使用开口器打开口腔使用牙线

6. **小组讨论**　完成个性化护理用品的设计与制作,情景模拟过程后,学生就特殊儿童口腔护理需要注意的细节进行讨论和总结。

【注意事项】

1. 在鼓励患儿监护人做好家庭口腔护理的同时,还应与家长交流做一个饮食调查,评估患儿的饮食,进行必要的饮食习惯改进。

2. 定期口腔检查对特殊患儿尤为重要,至少每半年应进行一次口腔检查,让专业医师评估口腔健康状况及提供口腔护理建议。

【课堂/课后习题及讨论】

1. 自由设计一款针对特殊儿童的个性化儿童口腔护理用品并阐述设计理念。

2. 简述特殊儿童口腔疾病特点及口腔保健措施。

3. 特殊儿童饮食需要注意哪些事项?

【参考文献】

1. 葛立宏. 儿童口腔医学. 5 版. 北京：人民卫生出版社，2020.

2. DEAN J A. McDonald and Avery's Dentistry for Child and Adolescent. 10th ed. St.lous：CV Mosby，2015.

3. JAMES W L，CRAIG M，NELSON L R，et al. Dental Management of the Medically Compromised Patient，9th ed. St. Louis：Mosby，2017.

（王　艳）

实验十一 儿童口腔临床的橡皮障隔离技术

【目的和要求】

通过本实验,初步掌握儿童口腔临床的橡皮障隔离技术适应证和非适应证,操作流程,熟悉注意事项和操作要点。

【实验内容】

1. 儿童口腔临床的橡皮障隔离技术的适应证和非适应证。
2. 橡皮障隔离技术操作流程。

【实验用品】

1. **实验器械**(图 11-1) 橡皮障隔离系统,离体牙模型。

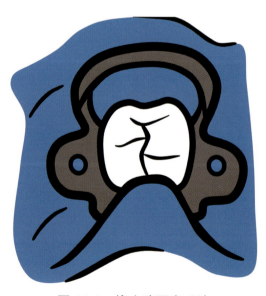

图 11-1 橡皮障隔离系统

（1）打孔器：用于在橡皮障布上打孔，有单一孔径和多孔径打孔器两种。多孔径打孔器可针对各个牙位，通过旋转跬盘可调节孔径，分别打出 0.5、1.0、1.5、2.0 及 2.5mm 共 5 种直径的孔，临床更常用。

（2）橡皮障夹钳：用于安装或拆卸橡皮障。由柄、喙和中央定位器组成。将喙部插入橡皮障夹臂上的孔中，用以撑开夹子；手柄中部的定位装置用以保持橡皮障夹某种撑开度的状态，以利握持和安装，方便术者和助手间传递。

（3）橡皮障支架/面弓：用于撑开并固定橡皮障布，多呈 U 形。支架主干上有多个小钉突，用以挂住展开的橡皮障布。支架材质有不锈钢，也有塑料支架。

（4）橡皮障夹：用于固定套在牙齿上的橡皮障布。由弓和夹臂构成，两夹臂由拱起的弓连接。夹臂向外伸展的两个部分为翼，较窄的为前翼，较宽的为中央翼，用以撑开隔离牙邻近的软组织，更好地暴露术区。夹臂上的孔用以安放橡皮障夹钳。两夹臂内侧的边称为喙，是卡抱牙颈部的主要部位。喙上有尖角用于固位。针对不同的牙位，设计有不同型号的橡皮障夹，分为前牙夹、前磨牙夹和磨牙夹 3 种（图 11-2）。

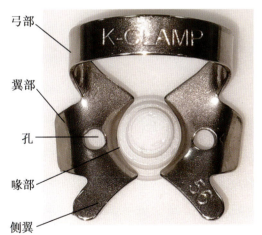
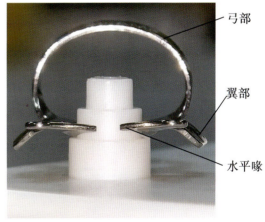

图 11-2　橡皮障夹

（5）定位板：辅助定位在橡皮障布上的打孔位置。

（6）离体牙模型：用于橡皮障技术的操作练习。

2. 实验耗材

（1）橡皮障布：是橡皮障的主体功能部分，形状为正方形，起到隔湿的作用。根据尺寸分为边长150mm（适用于混合牙列或恒牙列）和边长125mm（适用于乳牙列或混合牙列）。厚度有薄（0.15mm）、中（0.20mm）、厚（0.25mm）、加厚（0.30mm）和超厚（0.35mm）5种规格。橡皮障布越厚，弹性越好，越不容易撕裂，价格也越贵。中、厚或加厚橡皮障布最常用。橡皮障布的颜色各异，有蓝色、绿色和紫色等，一般选用与患牙反差大的深、冷色系。橡皮障布保存于低温环境中可减缓其材料老化。

（2）牙线：帮助橡皮障布通过邻面接触点，同时可应用于橡皮障布的固位。

（3）楔线：用于橡皮障布的固位。

（4）局部麻醉药品：用于患牙的麻醉。

（5）防漏封闭材料等。

【方法和步骤】

橡皮障隔离术是利用橡皮障布的弹性，打孔后套在牙颈部作为屏障，使治疗区域患牙的牙冠与口腔环境隔离的一种方法。橡皮障能很好地将唾液、龈沟液、血液等口腔液体阻隔在术区以外，是保持术区干燥最理想的隔湿方法；可以将唇、舌、颊等软组织与术区患牙分隔开，防止药物对口腔黏膜的刺激，保护软组织，防止划伤、化学灼伤等；避免不慎滑脱的治疗器材误吞入消化道或误吸入呼吸道，提高治疗操作的安全性；同时可防止口腔中的湿气致口镜起雾，防止机头喷水进入口腔致患者频繁起身漱口，便利操作，大大提高工作效率。橡皮障隔离技术是于1864年在美国开展，在欧美牙科学校教育中一直是必修课程，临床工作中已普遍应用。随着我国口腔医学的发展和临床技术的进步，橡皮障隔离技术的需求越来越迫切，临床应用也越来越普遍。

1. 儿童口腔临床的橡皮障隔离技术的适应证和非适应证

（1）适应证

1）窝沟封闭；

2）树脂粘接修复；

3）牙髓切断术；

4）再生性牙髓治疗；

5）根尖诱导成形术；

6）牙髓摘除术；

7）根管治疗；

8）正畸托槽粘接；

9）牙外伤治疗。

（2）非适应证

1）对乳胶橡皮障布过敏者；

2）患有上呼吸道感染、鼻道狭窄或鼻部阻塞严重影响鼻呼吸者；

3）牙齿萌出不足不足以安放橡皮障夹者；

4）位置特别不正的牙齿；

5）使用正畸固定矫治器者。

2. 橡皮障隔离技术操作流程

（1）隔离牙的选择和准备：根据治疗需要和患者口腔条件，确定隔离牙位和牙数。一般情况下，后牙的牙髓治疗只需隔离单颗患牙；前牙的牙髓治疗、前后牙的牙体治疗（尤其是邻𬌗面洞的粘接修复），则需隔离多颗牙，至少隔离患牙和相邻牙。安装橡皮障前，需清除隔离牙的软垢、结石，暴露牙体缺损根方有支持力的牙体组织；两牙间确保牙线能够通过。必要时需对隔离牙进行标记，特别是下颌前牙，以免将橡皮障安在邻牙上。

（2）打孔：打孔的位置应根据所隔离的牙位确定。使用定位板在橡皮障布上标记打孔的牙位，上下颌牙列位于橡皮障布的中央偏上区域。同时标记邻牙，并在橡皮障布的右上角作标记，以便安放橡皮障时定位橡皮障布的方向。确定好位置之后使用打孔器进行打孔（图 11-3），儿童口腔临床常用的孔径大小为：下颌前牙 0.5mm 孔径，上颌前牙 1.0mm 孔径，尖牙及前磨牙 1.5mm 孔径，磨牙 2.0mm 孔径，较大牙齿使用 2.5mm 孔径。

（3）局部麻醉：碘伏局部消毒后，使用局部浸润麻醉或计算机程控下牙周膜浸润麻醉。

（4）橡皮障夹的选取：根据牙位挑选前牙夹、前磨牙夹或上下颌的磨牙夹。一般应选择患牙远中牙齿作为基牙，若患牙为牙列最末端牙齿，则以患牙为基牙。在儿童口腔治疗中使用橡皮障常在橡皮障夹的弓上拴牙线，防止发生橡皮障夹崩脱导致的误吞误吸，进一步保证安全。用橡皮障夹钳将夹子上到基牙上（图 11-4）。

（5）安放橡皮障：常用的方法有 4 种，即翼法、布优先法、夹优先法、弓法。

1）翼法：是临床最常用的一种安放橡皮障的方法（图 11-5），口内操作时间短。

①使用有翼的橡皮障夹，在口腔外将橡皮障夹的翼套入橡皮障布的下方，橡皮障夹的弓部、喙部和侧翼等应在橡皮障布的上方。

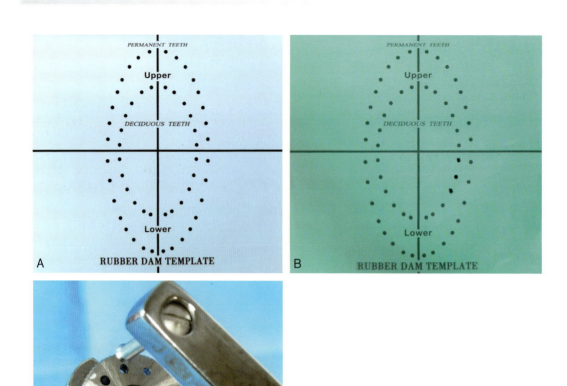

图 11-3　打孔

A.定位板　B.标记　C.打孔器打孔

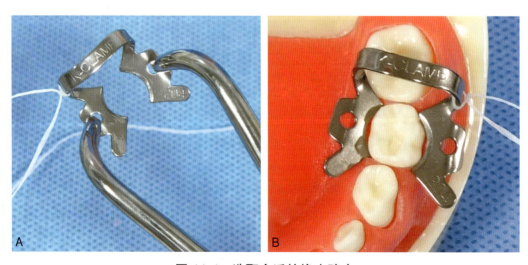

图 11-4　选取合适的橡皮障夹

A.橡皮障夹的弓上栓牙线,夹钳打开夹弓　B.橡皮障安放于基牙上,调整好位置

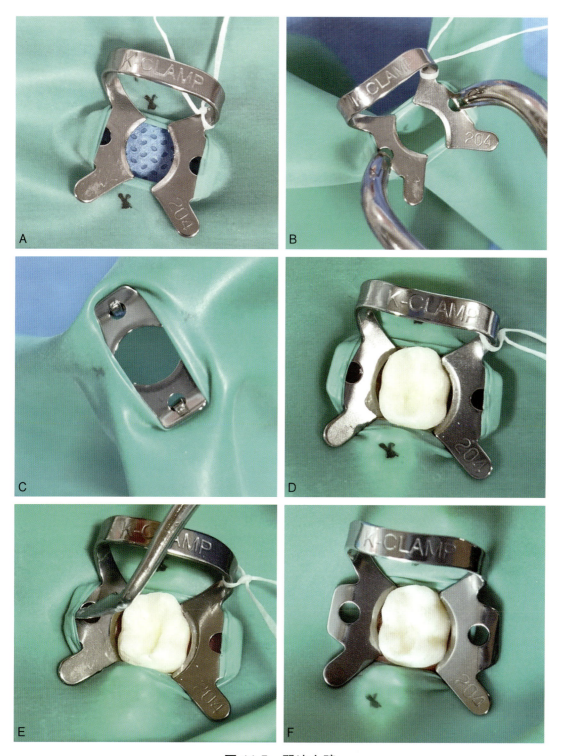

图 11-5　翼法上障

A. 将橡皮障夹的翼套入橡皮障布上的孔　B. 用橡皮障夹钳打开橡皮障夹（正面）　C. 用橡皮障夹钳打开橡皮障夹（背面）　D. 将橡皮障夹安放于基牙颈部　E. 用钝头器械将翼上方橡皮障布翻转至橡皮障布下　F. 橡皮障布紧密包裹牙颈部, 隔离出基牙牙冠部分

②用橡皮障夹钳插入橡皮障夹的孔内,撑开橡皮障夹,将橡皮障夹的弓部置于隔离牙的远中,以免影响治疗操作。把橡皮障夹和橡皮障布同时放置到隔离牙的颈部,使喙部卡抱于牙颈部,位于牙冠外形高点龈方。橡皮障夹与牙应是四点接触,位置稳定,防止橡皮障夹翘动和滑脱。

③使用钝头器械(如水门汀充填器的扁铲端)将橡皮障夹翼上方的橡皮障布翻到翼的下方。

④使用牙线帮助橡皮障布通过邻面接触点。

2)布优先法:前牙需暴露多颗牙齿时,使用布优先法上障(图 11-6)较为方便。但在操作中需要助手配合,同时后放置的橡皮障夹可能会夹破橡皮障布。

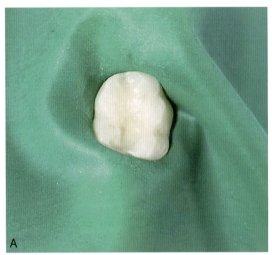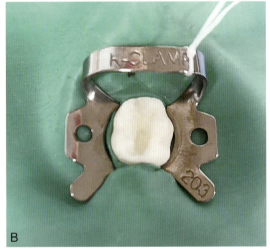

图 11-6　布优先法
A.先将橡皮障布套于基牙牙颈部　B.再放置橡皮障夹

①撑开橡皮障布,将打孔的橡皮障布从隔离牙齿的冠部套入,并将橡皮障布推向隔离牙的颈部。

②使用牙线帮助橡皮障布通过邻面接触点。

③用橡皮障夹钳将橡皮障夹固定到牙颈部,或用楔线塞入各牙邻间隙进行固位。

3)夹优先法:将橡皮障夹放置在隔离牙上之后再放置橡皮障布(图 11-7)。其优点是可在直视下放置橡皮障夹,避免损伤牙龈组织和错放牙位。缺点是橡皮障布需要通过患牙和整个橡皮障夹,橡皮障布容易撕裂。因此,需使用弹性好的橡皮障布,孔径也需更大。

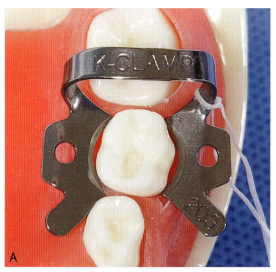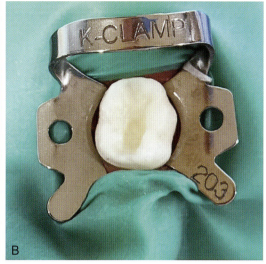

图 11-7　夹优先法
A.将橡皮障夹固定于基牙颈部　B.放置橡皮障布

① 选择合适的橡皮障夹,使用橡皮障夹钳将橡皮障夹固定在隔离牙上。

② 将橡皮障布上打好的孔依次套过橡皮障夹的弓、牙冠和橡皮障夹的夹臂,使其暴露于橡皮障布上方。

③ 使用牙线帮助橡皮障布通过邻面接触点。

4）弓法:在口腔外将橡皮障夹的翼部、喙部和侧翼套入橡皮障布的下方,橡皮障夹的弓部在橡皮障布的上方(图 11-8);该方法可在直视下放置橡皮障夹,减少对牙龈组织可能的损伤。但较容易发生橡皮障布的撕裂,打孔时需打孔径最大的孔。

① 将橡皮障夹的弓从橡皮障布背面由孔中穿出,使其暴露在橡皮障布的上方。

② 翻转橡皮障布,露出橡皮障夹的夹臂,用橡皮障夹钳撑开夹子。

③ 直视下将橡皮障夹安放在隔离牙的颈部。

④ 将橡皮障布从橡皮障夹上拉下套入隔离牙的牙颈部。

（6）确定橡皮障夹放置稳定且未伤及软组织后,用手指或器械将橡皮障布拨至橡皮障夹的翼下,充分暴露出患牙。

（7）面弓固定:橡皮障夹就位后,将橡皮障布撑开绷在面弓四个角的挂钩上,面弓开口向上,多余橡皮障布部分可拉至同侧对角上(图 11-9)。上好的橡皮障布应完全覆盖口腔且不遮挡患者的鼻部。

（8）安装后的检查:橡皮障安装完成后,应检查暴露牙位是否正确,观察橡皮障是否影响患者呼吸,是否引起患者面部过敏,检查橡皮障的密合性。

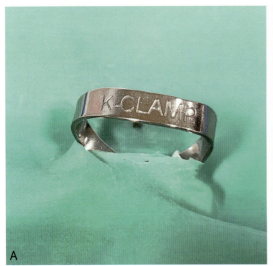

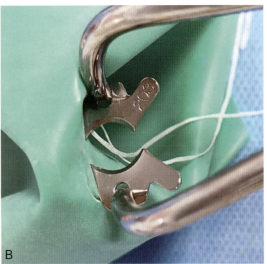

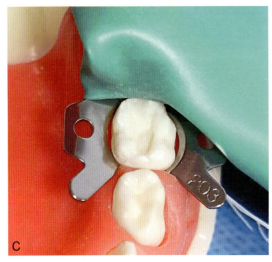

图 11-8　弓法上橡皮障
A. 将橡皮障夹从橡皮障孔中穿出　B. 翻转橡皮障布,露出翼部　C. 用橡皮障夹钳将橡皮障夹固定于隔离牙颈部

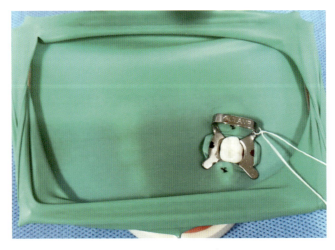

图 11-9　面弓固定

（9）儿童口腔临床治疗：橡皮障上好后，进行相应的儿童口腔临床治疗。

（10）去除橡皮障：治疗结束后，将术区内碎屑、液体清理干净，然后用橡皮障夹钳夹住橡皮障夹将橡皮障连同面弓一起取出。

【操作要点】

1. 根据患牙位置选择合适的橡皮障夹，使用橡皮障夹时应在橡皮障夹的弓部拴牙线预防滑脱误吞，牙线位于患牙颊侧方向。

2. 拆除橡皮障时，如果使用牙线或楔线固定橡皮障布，应先取下牙线或楔线，再摘除橡皮障布，避免造成牙齿和牙龈损伤。

（张　琼）

实验十二　复合树脂充填修复技术

【目的和要求】

通过本实验,初步掌握临床上复合树脂充填的技术要点,了解粘接修复的原理,乳牙牙体缺损复合树脂充填术的适用范围及特点。

【实验内容】

1. 橡皮障隔离术区。
2. 乳磨牙Ⅱ类洞的制备。
3. 粘接。
4. 邻面成形。
5. 复合树脂充填修复。
6. 调𬌗与抛光。

【实验用品】

1. 离体牙。
2. 橡皮障系统:用于患牙隔湿、术区隔离。
3. 高速涡轮手机、裂钻、球钻等:用于去腐及牙体预备。
4. 邻面成形系统(成形片、型片夹、楔子等):用于邻面成形。
5. 充填器械(充填器、蜡刀等):用于树脂充填及成形。
6. 粘接剂:用于树脂粘接修复。
7. 复合树脂(可采用流体复合树脂或可压实复合树脂)充填材料。
8. 光固化灯:用于树脂固化。
9. 金刚砂车针:用于调𬌗及充填体抛光。

【方法和步骤】

1. 上橡皮障,隔离术区(图 12-1)
2. 去龋及窝洞预备(图 12-2)

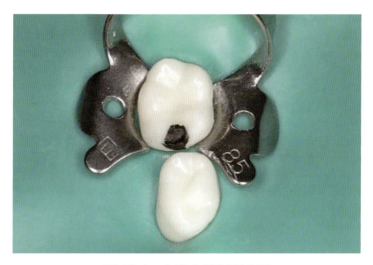

图 12-1　上橡皮障隔离术区

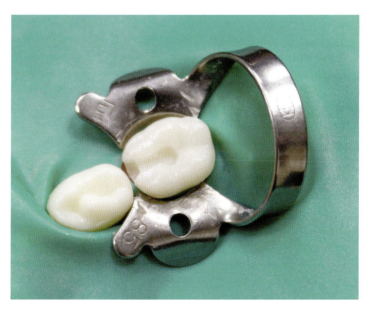

图 12-2　制备乳磨牙Ⅱ类洞

（1）邻面箱状洞形的预备

1）邻面箱状洞的龈方应宽于𬌗方，从而使侧壁朝龈壁方向扩展。这种扩展是重要的固位特征，并且在不拓展𬌗面洞的情况下适度扩展了自洁区。

2）洞缘应处于自洁区内且为90°。

3）龈壁应平整且位于相邻牙接触点根方（避免与邻牙接触）。

4）龈壁宽度约为1mm宽，位于釉牙本质界内。

5）轴壁应位于牙本质内，外形与釉牙本质界外形相似，呈凸面。轴髓线角及所有内线角和外线角都应较圆钝。

（2）𬌗面阶梯的预备

1）窝洞预备的𬌗面部分深度为1.0mm，以使大多数情况下髓壁都位于釉牙本质界内。髓壁应平整而光滑。

2）洞形制备应充分扩展以涵盖所有有缺陷或融合补全的点隙沟裂。窝洞𬌗面外形线随牙体外形而变化。

3）没有被龋病累及的横嵴及斜嵴应保留，尤其是上颌第二乳磨牙及下颌第一乳磨牙𬌗面的横嵴及斜嵴。

4）应制备具有圆润外形的鸠尾，洞壁平行，或稍有倒凹并使内线角圆钝。

5）𬌗面洞宽度为0.8~1.25mm。

6）过渡区宽度约为牙尖间宽度的1/3，并且过渡区宽度应比𬌗面阶梯部稍宽。

3. **粘接**　采用自酸蚀粘接系统，在干燥牙面后，直接将自酸蚀粘接剂均匀涂布在预备的窝洞（图12-3），略超出预备范围，气枪轻轻吹匀形成一薄层，光固化20秒。

4. 放置成形片，必要时可用楔子辅助邻面成形（图12-4）。

5. **充填修复**　当窝洞深度大于2mm，应将事先选好的树脂进行分层充填、分层固化。首先充填邻面，将Ⅱ类洞形修复转换为Ⅰ类洞形（图12-5），然后充填𬌗面洞，使材料与洞底和洞壁密合避免带入气泡，初步修整形成牙齿解剖外形，并略略超出洞缘少许（图12-6）。

6. **调𬌗与抛光**　树脂完全固化后，采用金刚砂车针调整外形和咬合（图12-7）；采用橡皮轮抛光𬌗面，抛光条抛光邻面（图12-8），完成修复（图12-9）。

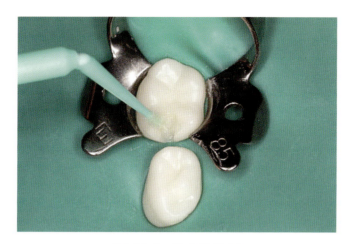

图 12-3　涂布粘接剂

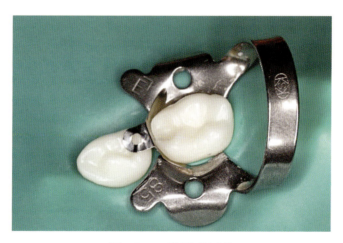

图 12-4　放置成形片

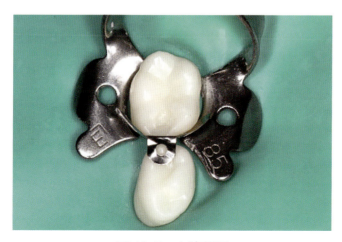

图 12-5　充填邻面

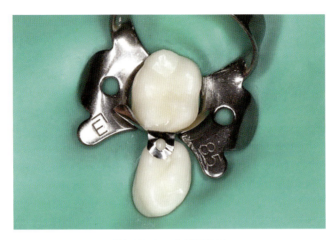

图 12-6　充填𬌗面

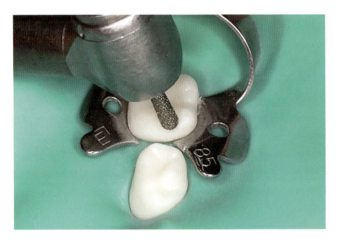

图 12-7　调整外形和咬合

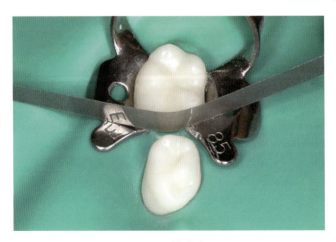

图 12-8　抛光邻面

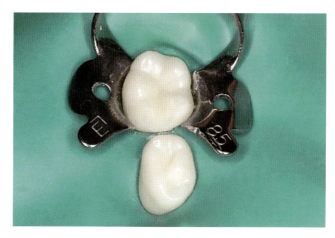

图 12-9　完成修复

【操作要点】

1. 充分的术区隔离是成功进行粘接修复的基础。唾液、口内潮湿的环境、血液、龈沟液都会引起牙釉质和牙本质的污染,影响粘接界面,降低粘接强度,从而缩短粘接性修复体的寿命。儿童口腔小、口底浅、唾液分泌较多,口内环境更湿润,因此建议常规使用橡皮障。

2. 去龋旨在为修复体创造条件,保留健康和可再矿化的组织,获得严密封闭,控制生物膜,维护牙髓健康,最大程度地提高修复成功率。对于浅、中层牙本质龋,修复体的寿命则更为重要。对于深龋,保护牙髓健康优先于修复成功。

3. 乳磨牙的邻面修复,考虑到乳牙列生理间隙的存在,不必勉强恢复接触点。

4. 儿童乳磨牙Ⅱ类洞充填失败率较高,因此在制备洞形时应考虑以下问题。

1) 乳牙牙本质及牙釉质厚度约为恒牙的 1/2,故牙体预备深度也为恒牙的 1/2 左右。

2) 相较于恒牙,乳牙髓腔的外形与釉牙本质界的外形吻合度更高。髓角更高,与牙尖外形更相似。牙髓所占比例比恒牙更大。故在进行乳磨牙预备时应格外小心。近颊髓角是最大也最易机械性穿髓的部位。

3) 乳牙牙冠较短,接触区较宽而平,因此乳牙Ⅱ类洞邻面箱装洞形制备时应为龈方宽于𬌗方,这一特点也便于使用成形片修复。

4) 乳磨牙𬌗面缩窄,牙冠颈 1/3 形成明显凸起。颈部的缩窄使得在备洞时,应特别注意龈壁的制备,并且使成形片的应用变得困难。

5)乳牙颈1/3的釉柱排列方向斜向切端或𬌗方,而非水平或是斜向根方。故制备龈壁无须成斜角以去除无基釉。

5.当龋损范围超出线角时,金属预成冠更为可取的选择。当患儿多个象限都有严重龋坏,需要使用金属预成冠的情况下,树脂可能不是最可取、最有效的充填选择。如果患儿具有其他高龋风险的特点,包括口腔卫生差,这些情况都应该避免使用树脂。

6.使用光固化灯时应注意保护患儿和术者的眼睛,使用防护装置,并避免直视。

(周　昕)

实验十三　乳磨牙金属预成冠修复技术

金属预成冠,又称为不锈钢冠,于 20 世纪 50 年代由 Humphrey 医师提出,是一种预制成形的,具有乳磨牙牙冠形态的不锈钢金属冠,通常用于恢复乳牙形态和咀嚼功能,有助于患牙正常地被恒牙替换。此外,金属预成冠还可以作为一种临时的过渡性修复手段,应用于大面积缺损的年轻恒磨牙。与乳牙不同的是,在患者青少年后期或成年早期,其年轻恒磨牙金属预成冠将被永久性全冠修复体所取代。

金属预成冠能最大限度恢复乳磨牙解剖形态及咀嚼功能。相对于传统充填修复,金属预成冠具有优越的耐久性和低脱落率。因此,金属预成冠能有效避免患牙龋坏进一步进展,尤其适用于高龋风险儿童,是中华口腔医学会儿童口腔专业委员会及国际儿童牙科协会认为的大面积乳磨牙缺损修复治疗的首选方法之一。

对不锈钢材料过敏的儿童及临近脱落或被继承恒牙替代的乳牙不建议使用金属预成冠修复。当发现金属预成冠过敏的症状和体征,或其他金属预成冠不能保存在口内的情况时,应移除放置的金属预成冠。

【目的和要求】

通过本实验,熟悉乳磨牙金属预成冠修复技术的适应证和禁忌证,熟悉治疗使用的器械及材料,初步掌握修复技术过程要点,了解金属预成冠 Hall 技术的概念及其与经典金属预成冠修复技术的区别。

【实验内容】

1. 观察　乳磨牙金属预成冠形态特征。
2. 操作　右下颌第二乳磨牙金属预成冠修复。

【实验用品】

1. 实验器械 (图 13-1)

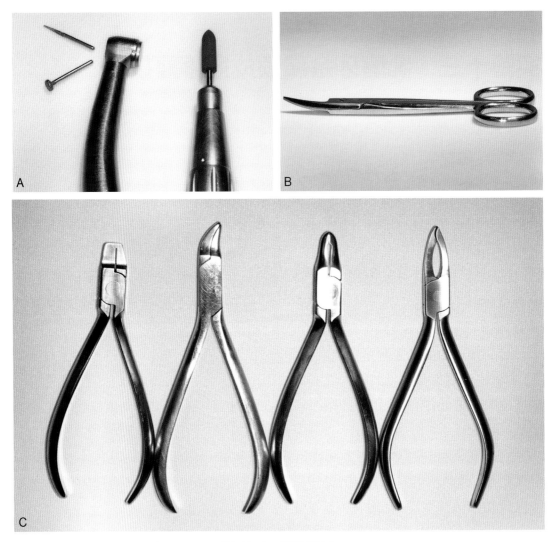

图 13-1　实验器械

A. 涡轮手机、金刚砂车针、低速手机及硅胶抛光磨头　B. 弯头金冠剪　C. 缩颈钳、冠边缘修整钳

（1）涡轮手机：用于牙体的预备。

（2）柱状金钢砂车针：用于牙体邻面的预备。

（3）轮形、纺锤形金钢砂车针：用于牙体殆面的预备。

（4）低速手机及硅胶抛光磨头：用于金属预成冠抛光。

（5）弯头金冠剪。

（6）缩颈钳、冠边缘修整钳。

（7）卡尺：用于选冠。

（8）仿头模：用于模拟门诊临床的口内操作。

2. 实验耗材

（1）金属预成冠套装（图 13-2 A）。

（2）塑料牙（如右下颌第一乳磨牙、右下颌第二乳磨牙）。

（3）局部麻醉药品及注射器：用于术前患牙麻醉。

（4）橡皮障系统：用于患牙隔湿。

（5）粘接材料：玻璃离子水门汀（图 13-2B、C）。可使用传统型玻璃离子水门汀，或树脂加强型玻璃离子水门汀、磷酸锌水门汀等。

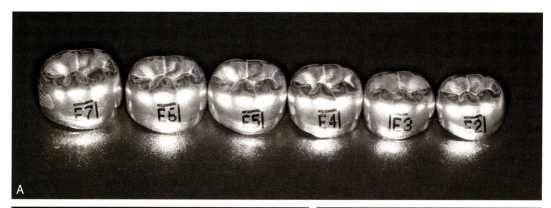

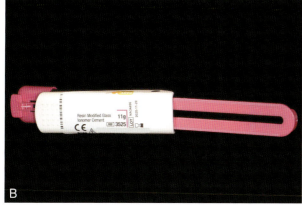
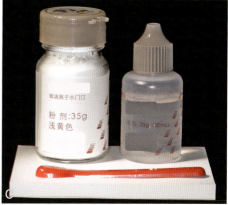

图 13-2　实验耗材

A. 不同型号的金属预成冠　B. 树脂加强型玻璃离子水门汀　C. 传统型玻璃离子水门汀

【方法和步骤】

1. 局部麻醉　碘伏局部消毒后，使用局部浸润麻醉或计算机程控下牙周膜浸润麻醉。

2. 初选预成冠　利用卡尺测量患牙近远中径的长度，初步选择形态及大小合适的牙冠（图 13-3）。

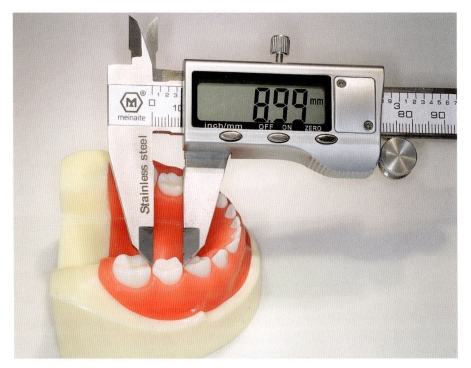

图 13-3 基牙观察与测量

3. 牙体预备

（1）𬌗面预备：𬌗面牙体预备量应为均匀的 1~1.5mm，可在𬌗面预备 1~1.5mm 指示沟，沿之使用轮形或纺锤形金刚砂车针向𬌗面延伸，保持牙尖生理斜度，沿𬌗面尖窝沟嵴形态均匀预备𬌗面（图 13-4）。

（2）邻面预备：近中及远中面的预备量应为 0.5mm。使用较细的柱状金刚砂车针，车针应与牙长轴平行，轻柔磨开邻面接触，注意保护邻牙。近中、远中面预备后应轻微聚合，颈缘预备后应形成羽状边缘，且没有肩台形成（图 13-5）。

（3）线角成形：𬌗面及近远中面预备完成后，应使用柱状金刚砂车针磨除尖锐的点线角，使牙冠在维持形态的基础上边缘圆钝，避免修复后锐利部位产生应力集中、甚至折裂。修整后基牙颈缘须光滑，并形成羽状边缘（图 13-6）。在实验练习中颊舌面不需要预备。

4. 预成冠选择 预成冠大小的选择通常是基于基牙近远中径或近中、远中邻牙间的可用间隙。在实验中，基牙牙体相对完整，可使用游标卡尺测量预备前基牙的近远中径，选择与该数值一致或稍小的预成冠进行试戴；如临床中出现基牙缺损较大或牙长轴扭转等情况，可进行可用间隙测量，选择与该间隙一致或稍小的预成冠进行试戴（图 13-7）。

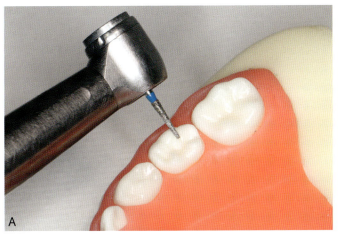

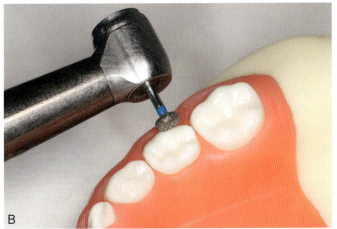

图 13-4　殆面预备

A. 金刚砂车针在殆面预备指示沟　B. 轮形金刚砂车针预备殆面

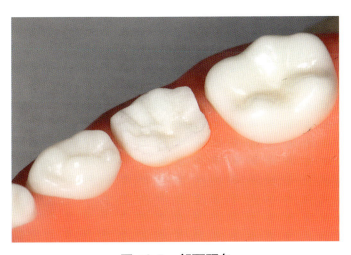

图 13-5　邻面预备

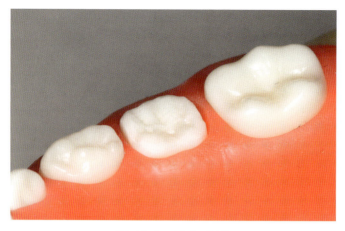

图 13-6　线角成形

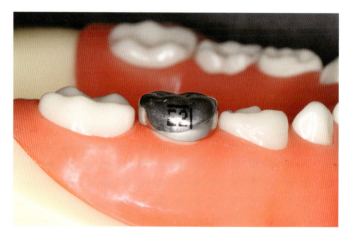

图 13-7　预成冠选择

5. 预成冠试戴与调整　预成冠试戴应达到颈缘延伸入龈沟内约 0.5~1mm，形成卡抱效果，就位稳定而较为紧密。戴入时上颌牙冠从颊侧向舌侧就位，下颌牙冠从舌侧向颊侧施加压力。如发现预成冠无法就位或就位不良，应使用成形钳调整预成冠的外形及边缘。虽然金属预成冠的外形是预先形成并已进行收边，但如果试戴后发现部分位置封闭不良或就位障碍，进一步使用成形钳对外形和边缘进行调整将改善就位效果。牙冠初步就位后，对比邻牙边缘嵴高度初步确定牙冠高度，如牙冠𬌗龈径过长，多余的牙冠材料可使用弯头金冠剪进行修剪，冠修剪需与牙龈形态平行，呈连续曲线状，无锐角。基本成形后再次试戴，如已可试戴到位，可在预成冠的颈 1/3 区域使用缩颈钳，可形成内聚的颈缘，进一步加强边缘封闭性，降低牙龈刺激（图 13-8~图 13-10）。

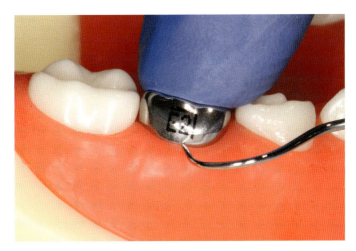

图 13-8　预成冠试戴

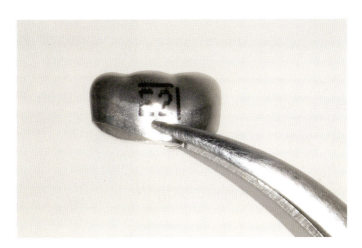

图 13-9　预成冠修剪

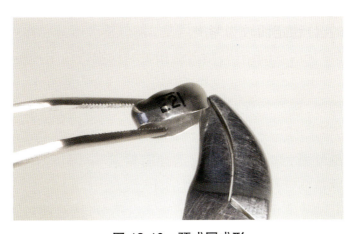

图 13-10　预成冠成形

6. **咬合检查**　可在双侧后牙区放置咬合纸，嘱患儿正中咬合时同时抽取咬合纸，如果双侧咬合纸都不能抽出，提示双侧咬合平衡。观察咬合力作用下牙冠的动度，并检查是否有牙龈过度发白，如有咬合过度抬高，进一步调改试戴。

7. **抛光**　使用低速手机及橡皮抛光头对预成冠边缘进行抛光，去除存在的锐角菲边。

8. **粘冠、清洁完成**　将预成冠内外冲洗干净，酒精棉球进行消毒，吹干。使用粘接材料充满牙冠2/3，覆盖所有内表面。在材料硬固前，仿头模保持正中咬合。材料硬固后，彻底去除龈沟内的粘接材料，可在粘接材料凝固达到橡胶弹性时用探针去除，邻间隙可用牙线打结后穿过邻面接触区进行清洁（图13-11）。

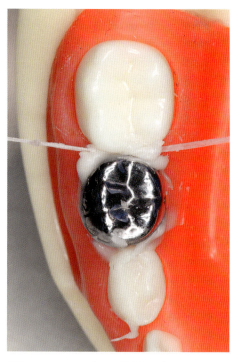

图 13-11　预成冠粘接及邻面多余材料的去除

【操作要点】

1. **表面麻醉**　在条件允许的情况下，可以在局部麻醉前使用表面麻醉，以缓解局部麻醉进针前的不适。表面麻醉可以使用盐酸丁卡因等。

2. **局部麻醉药品的选择**　4岁以下儿童使用盐酸利多卡因；4岁以上儿童可使用盐酸利多卡因、阿替卡因、甲哌卡因等。

3. **颊舌面的选择性预备**　在临床上，如需修复乳磨牙存在颊舌侧牙尖等阻碍预成形修复体就位的解剖结构，则需对相关结构进行一定预备，便于金属预成冠就位。

4. **预备邻面时，应注意保护邻牙**　术前可提前在邻面放置分牙橡皮圈、木质楔子或邻面护板来创造少量间隙并保护邻牙。

5. 操作者应注意，选冠原则上应选择能覆盖基牙且就位良好的最小号牙冠，避免为快速就位而选择较大、不合适的牙冠。

6. 如临床上试戴发现预成冠大小形态不合适，可选对侧对颌（对角线）的预成冠进行试戴。

【课堂/课后习题及讨论】

1. 年轻恒牙如果要使用金属预成冠进行修复,和乳磨牙金属预成冠修复的差异可能有哪些?

2. 第一乳磨牙及第二乳磨牙同时进行金属预成冠修复时,较单个冠修复可能不同的操作要点可能有哪些?

【参考文献】

1. 葛立宏. 儿童口腔医学. 5 版. 北京:人民卫生出版社,2020.
2. DEAN J A. McDonald and Avery's Dentistry for Child and Adolescent. 10th ed. St Louis:Mosby, 2015.
3. 中华口腔医学会儿童口腔医学专业委员会. 乳牙金属预成冠修复的临床操作规范. 中华口腔医学杂志,2020,55(08):551-554.

（周　媛）

实验十四　乳前牙透明成形冠套修复技术

【目的和要求】

1. 掌握乳前牙透明成形冠套修复技术的适应证和牙体预备的要求和方法。

2. 了解乳前牙美容修复的技术的优缺点。

【实验内容】

1. 乳前牙透明成形冠修复的牙体预备。

2. 乳前牙透明成形冠的选冠和修整。

3. 乳前牙透明成形冠树脂修复。

【实验用品】

乳牙牙列模型,高、低速手机,金刚砂车针(短棒形和尖针样),乳前牙透明成形冠,弯剪(用于树脂冠修剪),不同色系的树脂材料,光固化灯,树脂抛光系统。

【方法和步骤】

乳前牙透明树脂冠套是与牙齿形态相近的树脂预成透明冠套,其内部中空以容纳树脂,修复后需去除冠套。透明树脂冠修复较充填术优点明显,可以更好地恢复患牙解剖形态、与邻牙的接触关系及与对颌牙的咬合关系;一次成形,冠套拆除后不需打磨抛光,同时,透明树脂冠因与牙体组织接触面积大、环抱固位,因此脱落率低,提高了临床治疗效率,临床应用优势较为明显。适用于乳前牙大面积缺损或涉及 2 个面或者更多面的龋损,剩余牙体组织不少于 1/2,X 线片检查无明显牙根吸收或严重根尖周病变者。

1. **表面麻醉**　牙龈黏膜隔湿,干燥,表面麻醉剂反复涂抹牙龈周围黏膜 2

分钟。

2. 上颌前牙区橡皮障,暴露需要做冠的乳前牙。

3. 去除龋坏组织。

4. 深龋采用氢氧化钙护髓,充填。

5. 根据乳前牙的近远中径大小,或者将对侧牙作为参照,从不同大小的树脂冠套中选择相匹配的树脂冠套(图 14-1),可在近中舌侧和/或远中切嵴处形成一个或两个小孔,用以减少树脂充填时产生的气泡(图 14-2)。

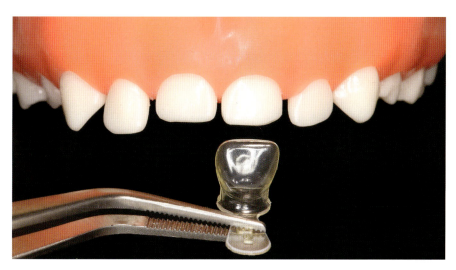

图 14-1　选择合适大小的树脂冠套

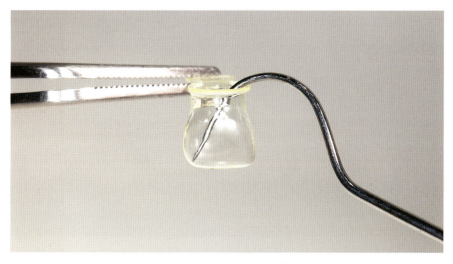

图 14-2　制备排溢孔

6. 对剩余牙体组织进行进一步修整,将有利于使与原来牙齿大小一致的树脂冠套顺利就位。切端均匀磨除 1mm,可先用金刚砂车针在切端制备定深沟(图 14-3)。近远中邻面采用金刚砂车针均匀磨除 0.5~1mm,使邻面聚合度为 0°,唇面和舌面可以适当磨除,目的是增加充填树脂的厚度和增大粘接面积。牙齿预备完成后,颈部边缘应为羽状边缘。尽可能保留牙釉质,将有助于增加酸蚀面积,从而增加固位力。对于没有预备唇面舌面的牙齿,可以采用金刚砂车针使其他未预备的牙釉质表面粗糙化(图 14-4)。

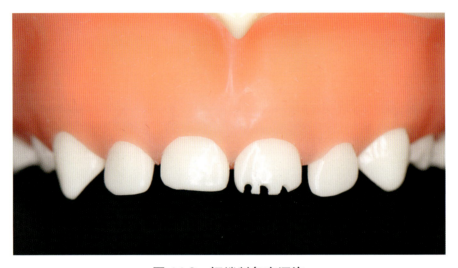

图 14-3　切端制备定深沟

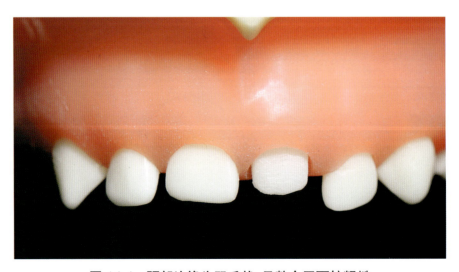

图 14-4　颈部边缘为羽毛状,且整个牙面较粗糙

7. 根据邻牙高度和咬合关系确定冠的高度,用小弯剪修整树脂冠边缘(图 14-5),使其适合预备后的牙体,修剪时注意颈部边缘与牙齿外形一致(图 14-6)。

8. 试戴修整好的树脂冠套,要注意多个冠套需要同时试戴,以观察是否合适(图 14-7)。

9. 采用 37% 磷酸酸蚀整个预备后的乳牙牙釉质 30 秒。三用枪冲洗,干燥,整个过程中要防止牙体被唾液污染(图 14-8)。

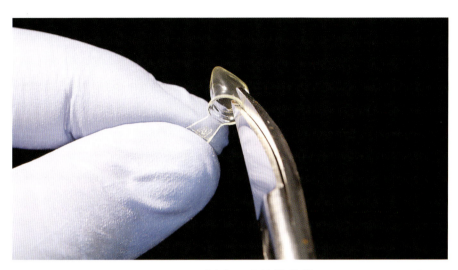

图 14-5　树脂冠边缘的修整

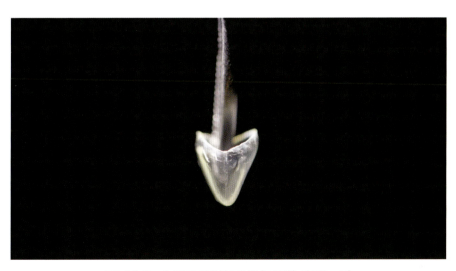

图 14-6　树脂冠颈缘形状与牙体外形一致

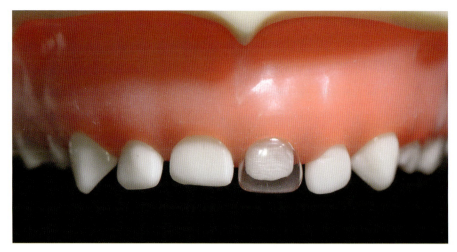

图 14-7　试戴牙冠

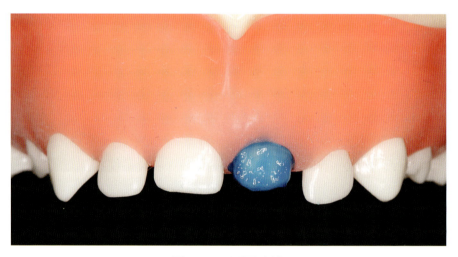

图 14-8　牙面酸蚀

10. 整个预备后的牙体应用通用型粘接剂。在树脂冠套内填入合适色泽的树脂,使树脂充满牙冠的 2/3 左右,将冠套就位,并用探针去除颈缘处多余的树脂(图 14-9)。从唇面、舌面和切端分别固化 30 秒,待树脂完全固化。

11. 最好用钻针从舌面(或唇面)将冠切开,小心地将树脂和冠分开,直到可以用探针或挖匙剥落整个冠(图 14-10)。边缘用火焰状精修钻进行修整。可用砂纸盘或精修钻对切缘、咬合或解剖形态进行必要调整。最好是保存树脂冠套的形态,尽量少修整。如果修复体需要做最后的抛光,可用抛光条或者橡皮杯配合抛光膏。注意对咬合上的任何不协调进行检查。

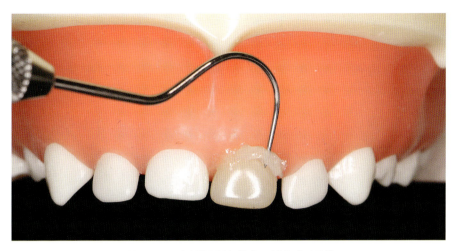

图 14-9 树脂冠的准备、戴入与固化

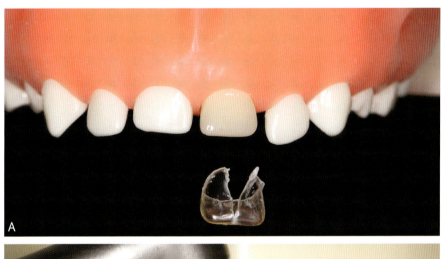

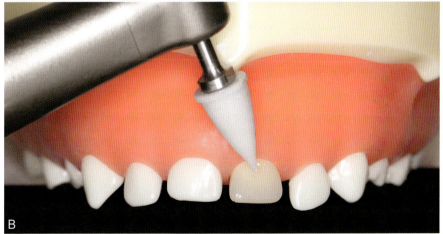

图 14-10 分离牙冠和树脂
A. 树脂冠套的去除 B. 颈部的打磨抛光

【操作要点】

1. 注意无痛操作,因为在预备冠边缘的时候,可能会刺激牙龈边缘,建议事先用表面麻醉剂,减少患儿不适感,提高其配合程度。

2. 由于树脂预成冠修复的牙齿邻面边缘无法打磨抛光,所以在修剪树脂冠邻面的时候注意保持冠邻面的完整。

3. 在光固化树脂之前,要注意去除溢出的多余的树脂,否则树脂完全固化以后,再去除树脂冠套时会非常困难。在去除多余的树脂的时候,可以采用点照法,也就是用光固化灯短暂照射颈部树脂 2~5 秒,再去除多余的树脂。然后再光照足够的时间,待预成冠内的树脂完全固化。

4. 采用树脂冠成形的树脂表面非常光亮,因为形成了氧阻聚层,因此,树脂冠的唇面形成后尽量不要调磨,如调磨后,需用抛光系统进行抛光。

(杨　燃)

实验十五　窝沟封闭及预防性树脂充填技术

一、窝沟封闭术

窝沟封闭术又称为点隙裂沟封闭术,是指不磨除牙体组织,在牙齿的船面、颊面或舌面的点隙裂沟涂布一层粘接性树脂或玻璃离子为基质的封闭剂,保护牙齿不受细菌及代谢产物侵蚀。窝沟封闭术是一种预防年轻恒牙窝沟龋的无痛、无创伤的有效方法,其同样也适用于乳磨牙窝沟龋的预防。实行窝沟封闭术的最佳时间为牙萌出 3~5 年内,一般乳磨牙 3~4 岁,前磨牙 9~13 岁,第一恒磨牙 6~7 岁,第二恒磨牙 11~13 岁。

【目的和要求】

通过本实验,初步了解临床上窝沟封闭的适应证和非适应证,掌握窝沟封闭的准备、器械和耗材的选择和使用,以及临床操作过程。

【实验内容】

1. 窝沟封闭术的术前器械和耗材准备。
2. 窝沟封闭术的操作过程。

【实验用品】

1. **实验器械**
(1)低速手机、小毛刷或橡皮杯:用于清洁牙面软垢、牙菌斑。
(2)气枪:用于冲洗或吹干牙面。
(3)光固化灯:用于光固化窝沟封闭剂。

2. **实验耗材**
(1)浮石粉或不含氟牙膏:用于清洁牙面软垢、牙菌斑。
(2)塑料牙列模型或离体牙:用于窝沟封闭术的操作练习。可以选用塑料牙列模型。此外,也可以使用临床拔除的离体牙练习,该类牙其牙釉质及牙本质与临床实际遇到的患牙一致,因此牙体酸蚀、冲洗及窝沟封闭的操作更加真实。

(3)酸蚀剂:37% 磷酸,用于酸蚀牙面获得机械性固位。

(4)窝沟封闭材料:用于深窝沟的封闭。常用的窝沟封闭材料是光固化的树脂型窝沟封闭剂,其包含氟化物并可释放氟离子,可通过由红色到白色的显著颜色改变显示光固化是否完全,该类型窝沟封闭剂可直接注射入窝沟,使用方便。

【操作步骤】

1. **清洁牙面**　在低速手机上装上小毛刷或橡皮杯,蘸上适量浮石粉或不含氟的牙膏刷洗牙面,彻底冲洗,并将窝沟中残余的清洁剂清除干净(图 15-1)。

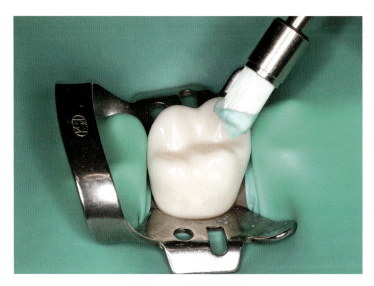

图 15-1　清洁牙面

2. **酸蚀**　吹干牙面,将适量的酸蚀剂涂布在要封闭的窝沟牙面上,酸蚀面积应为接受封闭的范围,一般为牙尖斜面 2/3(图 15-2)。恒牙酸蚀的时间一般为 20~30 秒,乳牙酸蚀 40~60 秒。注意酸蚀过程中不要擦拭牙面;酸蚀剂不要溢出到口腔软组织并避免产生气泡。酸蚀的主要目的是使牙釉质表面形成微孔结构,增大与窝沟封闭剂的接触面积,使其获得机械性固位。

3. **冲洗和干燥**　酸蚀后用水枪加压彻底冲洗牙面 10~15 秒,清除牙釉质表面的酸蚀剂和反应产物(图 15-3)。如使用含磷酸的凝胶酸蚀,冲洗时间应加倍。随后用无油无水的压缩空气吹干牙面约 15 秒,也可采用挥发性强的溶剂如无水酒精、乙醚辅助干燥。酸蚀牙面干燥后呈白色雾状外观,否则应重复酸蚀。

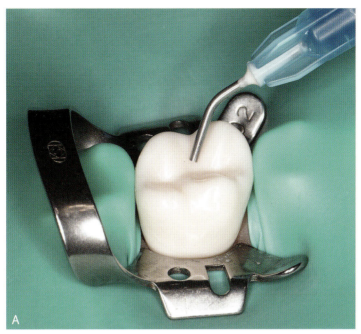

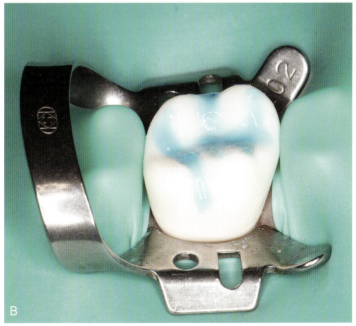

图 15-2　酸蚀牙面
A.涂布酸蚀剂　B.酸蚀剂涂布范围

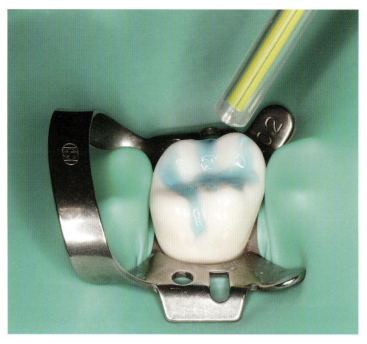

图 15-3　冲洗和干燥

4. 涂布封闭剂（以光固化窝沟封闭剂为例）　用细刷笔、小海绵或专用传送器,涂布适量的封闭材料覆盖全部酸蚀面(图 15-4)。注意使封闭剂渗入窝沟并排出窝沟内空气,避免形成气泡。

5. 固化　涂布光固化封闭剂后,立即用可见光源照射。照射距离约离牙尖1mm,照射时间要根据采用的产品类型与可见光源性能决定,一般为 20~40 秒(图 15-5)。照射的范围要大于封闭剂涂布的范围。

6. 检查　封闭剂固化后,应进行全面检查封闭剂的固化程度和完整性(图 15-6)。如有遗漏的未封闭窝沟应重新封闭。如果使用的是不含填料的封闭剂可不调殆;但若使用的是含有填料的封闭剂且咬合过高时,应调整咬合。

【操作要点】

1. 清洁牙面时,不能使用含有油质的清洁剂或过细磨料的清洁剂。

2. 窝沟封闭剂涂布的范围应包括所有的发育沟和点隙,尤其注意不能遗漏较深的上颌牙的腭沟与下颌磨牙颊沟。

3. 术前与患儿及其家长进行充分的沟通,向其交代行窝沟封闭术的目的、重要性、操作过程、预后以及可能发生的情况,取得家长的理解及患儿的配合,签署知情同意书。告知患儿不舒服时可通过举左手示意,勿乱动、闭口或起身。

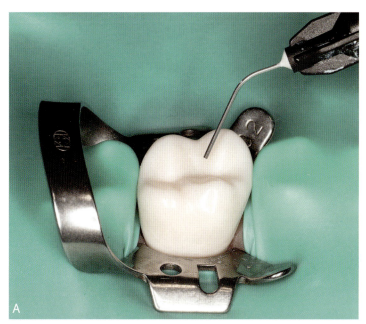

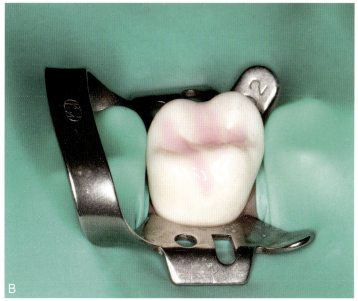

图 15-4 涂布封闭剂
A.涂布封闭剂 B.封闭剂涂布范围

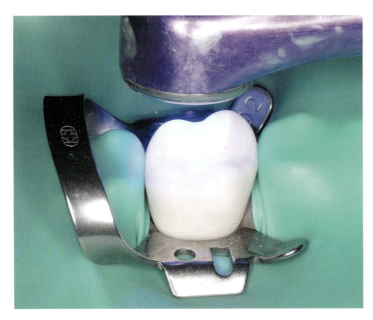

图 15-5　光固化

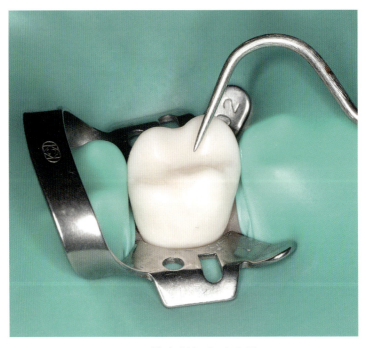

图 15-6　检查封闭和咬合情况

4. 在临床酸蚀、干燥、涂布窝沟封闭剂及固化过程中,均要注意使用橡皮障系统或棉卷对患牙进行隔湿。酸蚀过程中或酸蚀后如果发生唾液污染,需再次冲洗牙面,彻底干燥后重复酸蚀步骤。

5. **定期复查**　窝沟封闭术后还应定期(3 个月、6 个月或 1 年后)复查,观察封闭剂保留情况,若有封闭剂脱落应重新评估是否需要再次封闭。

【课堂/课后习题及讨论】

窝沟封闭术失败(窝沟封闭剂脱落)的主要原因有哪些?

【参考文献】

1. 葛立宏. 儿童口腔医学.5 版. 北京:人民卫生出版社,2020.
2. 周学东. 儿童口腔科诊疗与操作常规. 北京:人民卫生出版社,2017.

二、预防性树脂充填术

预防性树脂充填(preventive resin restoration,PRR)治疗是指当牙面窝沟有可疑龋或小范围龋坏时,仅去除窝沟处的病变牙釉质或牙本质,采用酸蚀技术和树脂材料充填窝洞,并在此基础上施行窝沟封闭术的一种治疗与预防相结合的措施,是微创牙科理念的临床治疗体现。PRR 的牙体预备不采用传统的预防性扩展,尽可能地保留更多健康牙体组织,同时通过封闭邻近深窝沟以达到预防窝沟龋的目的。

根据龋损累及范围和充填材料的不同,PRR 可分为两类:一类是龋损仅累及牙釉质或牙本质浅层,可直接使用流体树脂材料充填;另一类是龋损累及牙本质中层或深层,使用氢氧化钙间接盖髓和可压实膏体树脂进行充填。

【目的和要求】

通过本实验,初步了解临床上预防性树脂充填术的原理、适应证和非适应证,掌握预防性树脂充填术的准备,器械、耗材的选择和使用,以及临床操作过程。

【实验内容】

1. 预防性树脂充填术的术前器械和耗材准备。
2. 预防性树脂充填术的操作过程。

【实验用品】

1. 实验器械

（1）低速手机、小毛刷或橡皮杯：用于清洁牙面软垢、牙菌斑。

（2）高速手机、微创球钻：用于去除龋坏牙体组织。

（3）气枪：用于冲洗或吹干牙面。

（4）光固化灯：用于光固化窝沟封闭剂。

2. 实验耗材

（1）浮石粉或不含氟牙膏：用于清洁牙面软垢、牙菌斑。

（2）塑料牙列模型或离体牙：用于窝沟封闭术的操作练习。可以选用离体模型的塑料牙，将其放置于仿头模的牙列中，对于临床前的训练有更加逼真的效果。此外，也可以使用临床拔除的离体牙练习，该类牙其牙釉质及牙本质与临床实际遇到的患牙一致，因此牙体酸蚀、冲洗及窝沟封闭的操作更加真实。

（3）酸蚀剂：35% 磷酸，用于酸蚀牙面获得机械性固位。

（4）粘接系统：包括全酸蚀粘接剂、自酸蚀粘接剂和通用型粘接剂，用于树脂充填材料的粘接。

（5）树脂充填材料：包括流动性树脂或可压实树脂，用于恢复牙体解剖外形。

（6）窝沟封闭剂：用于深窝沟的封闭。常用光固化窝沟封闭剂，其含氟成分并可释放氟，可通过由红色到白色的显著颜色改变显示光固化是否完全，该类型窝沟封闭剂可直接注射入窝沟，使用方便。

【方法和步骤】

1. **去除龋坏组织**　依照龋坏范围选用合适大小的车针。若窝沟仅有患龋倾向或可疑龋，需用最小号球钻去除脱矿牙釉质；若龋坏有一定范围和深度，则采用小号或中号球钻去除龋损，但要求尽可能多保护健康牙体组织（图 15-7）。

2. **清洁牙面，彻底冲洗、干燥、隔湿**　具体同窝沟封闭操作。

3. **垫底**　若去除龋坏组织后牙本质暴露，需用氢氧化钙垫底。

4. **酸蚀咬合面窝沟及制备好的窝洞**　牙釉质酸蚀 20~30 秒，牙本质酸蚀 15 秒，具体操作同窝沟封闭。

5. **窝洞充填和窝沟封闭**　对窝洞宽度超过 1mm 的窝洞，涂布牙釉质粘接剂并用复合树脂充填（图 15-8），随后涂布并固化封闭剂；对窝洞宽度不超过 1mm 的窝洞，可直接用流动树脂充填，注意避免产生气泡。

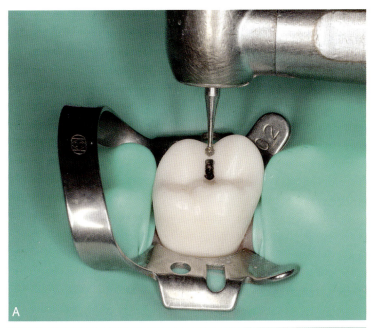

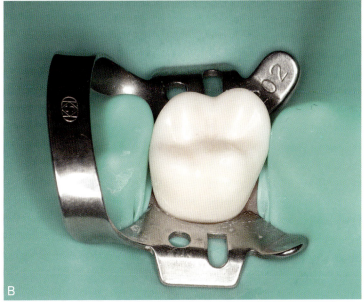

图 15-7　去除龋坏组织
A.高速手机和微创球钻去除龋坏组织　B.龋坏组织去净后

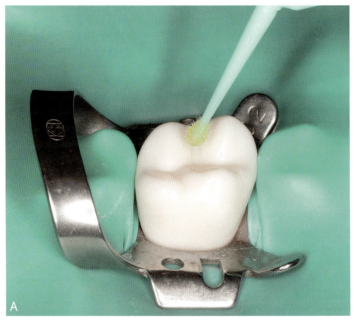

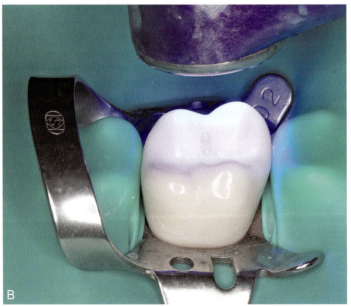

图 15-8　窝洞充填和窝沟封闭
A.涂布粘接剂　B.光固化粘接剂

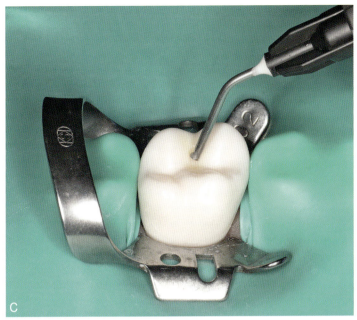

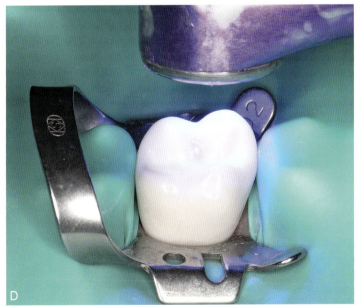

图 15-8（续）

C. 窝洞充填流体树脂　D. 光固化流体树脂

6. **检查**　术后应检查充填及固化情况,有无漏涂、有无咬合高点。

【操作要点】

1. 酸蚀前清洁牙面不可使用含氟抛光膏/牙膏,以免影响酸蚀和粘接效果。

2. 酸蚀后的牙面应保持干燥以利树脂和封闭剂的粘接,同时避免用探针探诊酸蚀后的牙面。

3. 术前应与患儿及家长进行充分沟通,取得家长同意和患儿的合作,签署知情同意。

4. 对于龋坏较深的患牙,应在局麻下进行去腐,腐坏去净后应先护髓再酸蚀,减少酸蚀剂对牙髓的刺激。

5. 避免酸蚀剂进入牙齿邻面,否则可能会对牙龈产生刺激。

6. 建议在橡皮障系统隔湿下进行操作。

【课堂/课后习题及讨论】

预防性树脂充填术失败的主要原因有哪些?

【参考文献】

1. 葛立宏. 儿童口腔医学. 5 版. 北京:人民卫生出版社,2020.
2. 周学东. 儿童口腔科诊疗与操作常规. 北京:人民卫生出版社,2017.

（贾小玥）

实验十六 外伤牙的复位固定术

【目的和要求】

1. 掌握外伤牙固定的适应证。
2. 掌握采用石英纤维条对外伤复位后患牙进行弹性固定的步骤和方法。
3. 了解刚性固定和弹性固定的区别，了解不同外伤牙固定的方法。

【实验内容】

1. 教师讲解外伤牙固定的适应证及操作要点。
2. 学生观看外伤牙固定视频。
3. 学生根据教师授课内容及视频，采用石英纤维对外伤牙进行固定操作。

【实验用品】

外伤牙模型，高、低速手机，石英纤维固定套装（包括石英纤维和配套树脂），光固化灯，金刚砂车针（短棒形和尖针样）。

【方法和步骤】

牙外伤好发于儿童和青少年，占所有外伤的 5%。25% 的学龄儿童都曾有过牙外伤的经历。年轻恒牙由于牙根尚未发育完成，根尖孔敞开，牙周组织疏松，外伤后造成不同程度的移位性和脱位性损伤较为常见，包括挫入、侧方移位、亚脱位、部分脱位和全脱位等。及时、正确对患牙进行复位固定是治疗年轻恒牙移位和脱位性损伤成功的关键。

1. **局部麻醉** 局部浸润麻醉需要复位的患牙区域。
2. **复位患牙** 麻醉起效后轻柔复位患牙，如牙槽窝有变形，可适当旋转患牙，使患牙根尖能复位到外伤前的位置。
3. **上橡皮障** 上颌前牙区橡皮障，暴露松动患牙相邻的两个牙位，如松动牙为 11 牙,则暴露 13—22 牙,如患牙周围为松动乳牙,则应增加基牙数目,以此类推。橡皮障采用劈障法,先在橡皮障上定好需要暴露的牙位,在牙弓的腭侧画一弧线,原因是因为劈障的宽度应略短于牙弓长度,保证橡皮障的密闭性。

4. 清洁酸蚀牙面 吹干牙面,采用 37% 的磷酸酸蚀需要固定的牙面(包括外伤牙及周边作为固定基牙的牙齿),外伤牙可采用手指固定,防止其再脱位和移位,酸蚀的面积及位置根据基牙情况而定,通常面积为石英纤维条的宽度,位置为石英纤维条预计放置的位置,恒牙酸蚀 30 秒,乳牙酸蚀 60 秒,冲洗吹干牙面。

5. 选取适宜长度的石英纤维条。

6. 采用粘接剂处理外伤牙及基牙牙面,光固化,外伤牙与基牙表面涂布石英纤维条配套的流体树脂,放置石英纤维条,使之与牙面贴合,并进行光固化。

7. 金刚砂车针去除多余的石英纤维条,打磨抛光唇面。

8. 去除橡皮障后进行咬合检查,如有咬合高点,进行磨牙垫高或者前牙适当调𬌗。

9. 复诊检查松动牙的愈合情况,可以从松动牙的近远中暂时性磨断石英纤维条,进行松动牙的检查,如松动度大于Ⅱ度,需要继续固定,则重新在磨断的石英纤维条处涂布粘接剂,用配套的流体树脂重新固定。如外伤牙松动度已恢复至正常,则用金刚砂去除石英纤维条及唇面树脂,注意不要损伤牙齿表面牙釉质。最后用抛光系统抛光牙齿唇面。

10. 如有后牙垫高咬合的玻璃离子存在,需分次调磨去除玻璃离子。

【操作要点】

1. 注意无痛操作,挫入、侧方移位和全脱位的患牙,复位时需要进行局部麻醉,对于亚脱位的牙齿,根据患儿的情况,可选择局部浸润麻醉或者表面麻醉。

2. 石英纤维条放置是否贴合牙面是影响复位牙固定效果的重要因素,在没有特殊器械的情况下,可以用镊子使石英纤维条贴合牙面,光固化的时候采用点固化,使石英纤维条根据牙弓的形态初步成形,贴合牙面后,再进行完全的固化。

3. 术后医嘱要注意交代患牙不能啃物或咬断食物,刷牙时要注意牙龈缘的清洁。避免牙龈炎症的发生,影响预后。

4. 松牙固定后石英纤维短时间松动主要有以下几方面的因素。

(1) 松动牙周围缺牙过多,纤维跨度过长;

（2）固定时牙龈出血较多,影响粘接性能;

（3）患儿前牙牙列不齐,石英纤维与牙面贴合度不佳;

（4）患儿不遵守医嘱用前牙啃咬食物。这些情况均应该对患者及父母进行解释,同时应告知相应的家庭保健措施。如固定装置松动,需要及时复诊。

（杨　燃）

实验十七 化学去腐和过渡性修复技术

【目的和要求】

1. 掌握过渡性修复技术的定义及适应证。
2. 掌握化学去腐的操作步骤和操作要点。

【实验内容】

1. 教师讲解过渡性修复治疗的定义及适应证,示范化学去腐的操作步骤。
2. 学生用化学去腐法完成乳前牙的过渡性充填修复。

【实验用品】

乳牙列模型(如能用临床收集的龋坏乳前牙更佳),化学去腐凝胶,配套的手用去腐器械(图17-1),充填用含氟玻璃离子水门汀。

【方法和步骤】

过渡性修复治疗(interim therapeutic restoration,ITR)是指在避免牙髓暴露的前提下,最大程度地去除窝洞边缘的龋坏组织,以尽量保证修复体的密闭性,减少修复后微渗漏的一种充填方法。此法常被应用于不合作患者在等待全身麻醉下牙病综合治疗期间乳牙中深龋的控制,需要特殊健康关怀的龋病患者、萌出期年轻恒牙深龋或者接近替换的乳牙深龋,无法采用传统窝洞充填方法,暂时控制其活跃性龋坏,属于一种姑息性的治疗方式。窝洞制备后可使用玻璃离子或树脂改良型玻璃离子等粘接材料进行充填修复。其去龋方式可以采用涡轮去腐法,但是更推荐化学去腐法。

化学去腐法是采用化学凝胶软化龋洞中的龋坏组织,然后使用专用的手用去腐工具将软化的龋坏组织轻柔刮除的方法。在整个过程中可以不使用牙钻和局部麻醉,因为去腐动作轻柔,无噪音,患者疼痛感轻微甚至无疼痛,患者可以在

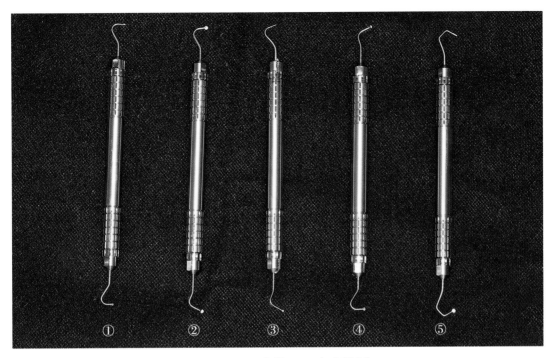

图 17-1　配套的手用去腐器械

①一端为较大三棱头,一端为较小三棱头,使用时均做旋转运动,根据龋坏的大小酌情选用合适的工作头;②一端为大扁圆头,用于清理中等大小的龋洞,旋转运动,一端为四棱头,用于清理牙根、乳牙或其他较人工具不能接近区域的龋坏,操作时做旋转运动;③一端为小扁圆头,一端为扁平头,主要用于挖掘动作;④一端为多棱花头,用于清除坚硬的龋坏组织,旋转运动,不可在近髓处使用,一端为中扁圆头,用于将软化的龋坏组织挖出来,挖掘动作,可用于近髓处;⑤一端为特弯四棱头,去除大的、易接近的龋坏牙本质,旋转运动,一端为特弯扁平头,主要用于釉牙本质界处。

轻松的环境下接受治疗。

1. **打开龋洞洞口**　如龋洞口已经敞开,则这步可以省略,对于存在洞壁悬釉或薄壁弱尖者,可以用锐利的挖器去除并打开龋洞,如龋坏洞口较小,锐利挖器也无法去除表面牙釉质,则可以采用涡轮钻快速打开洞口(图 17-2)。

2. 干燥窝沟,在龋洞内填入去腐凝胶,必须完全覆盖所有的龋坏部分(图17-3)。等待 30 秒后,用专用手用器械或者锐利的挖器轻柔刮挖或者旋转去除腐质(图 17-4)。如龋坏未去净,再放置一些凝胶,等待 30 秒后继续刮除,直到凝胶不再浑浊为止。

3. 用湿润小棉球清洁窝沟,对洞壁及洞底的坚硬度进行探查,清洁后的窝洞如图 17-5。

4. 冲洗吹干窝洞,玻璃离子水门汀充填(图 17-6)。

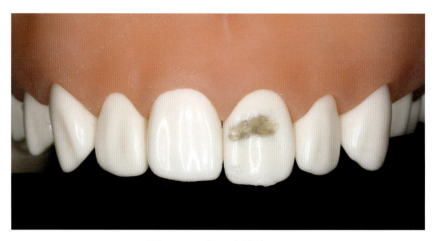

图 17-2　打开龋洞洞口

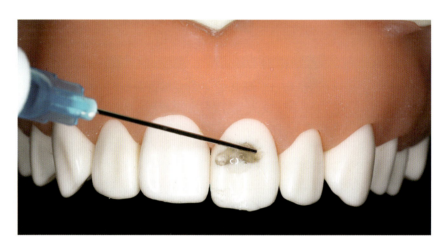

图 17-3　去腐凝胶覆盖所有龋坏部分

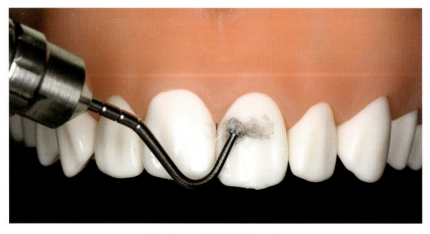

图 17-4　轻柔刮挖去腐

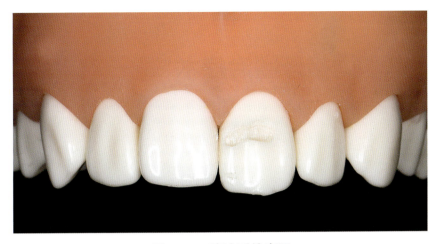

图 17-5　清洁后的窝洞

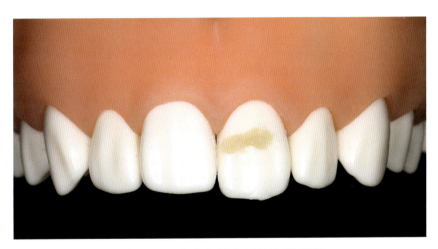

图 17-6　玻璃离子水门汀充填窝洞

【操作要点】

1. 术前应该准确判断牙髓状态,排除牙髓炎或者根尖周炎的患牙。
2. 去腐凝胶要覆盖所有的龋坏组织。
3. 去腐过程中动作要轻柔,尽量不要造成患儿的疼痛。

（杨　燃）

实验十八 间接牙髓治疗术

【目的和要求】

初步掌握间接牙髓治疗术的适应证和非适应证、操作流程,熟悉注意事项和操作要点。

【实验内容】

1. 间接牙髓治疗术的适应证和非适应证。
2. 间接牙髓治疗术的操作流程。
3. 注意事项。

【实验用品】

涡轮手机、球钻、充填器、仿头模、氢氧化钙盖髓剂、玻璃离子水门汀、离体牙、局部麻醉器械及药品、橡皮障隔离系统等。

【方法和步骤】

间接牙髓治疗(indirect pulp therapy,IPT)是指在治疗深龋近髓的乳牙或年轻恒牙时,为了避免露髓,在局部麻醉下有意识地保留洞底近髓的部分龋坏牙本质,用氢氧化钙等材料覆盖龋坏牙本质,以促进被保留的龋坏牙本质再矿化和其下方的修复性牙本质形成。间接牙髓治疗常用于有牙科恐惧症患儿,全麻下牙病综合治疗等待期的患儿,以及临近替换的乳牙深龋。

1. **间接牙髓治疗术的适应证和非适应证**

(1)适应证

1)诊断为深龋,一次性去腐后可能导致牙髓暴露。

2)无自觉临床症状,X线片显示无根尖周及根分歧病理性改变的患牙。

(2)非适应证

1）不可逆性牙髓炎或根尖周炎的患牙。

2）无保留意义的患牙。

2. 间接牙髓治疗术的操作流程

（1）术前拍摄根尖 X 线片了解龋坏程度和根尖周及根分歧组织情况。

（2）局部麻醉：碘伏局部消毒后，使用局部浸润麻醉或计算机程控下牙周膜浸润麻醉；

（3）隔湿：推荐使用橡皮障隔离手术区域；若条件限制，可采用棉卷隔湿（图18-1）。

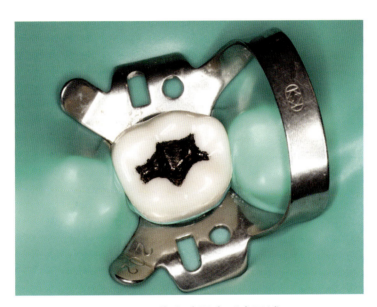

图 18-1　橡皮障隔离手术区域

（4）去腐：使用高速手机去净龋洞侧壁上的腐质，在不露髓的前提下尽可能多地去除髓壁上的腐质，有意识地保留洞底近髓的部分龋坏牙本质。建议使用低速大号球钻去腐（图18-2）。

（5）盖髓：使用氢氧化钙制剂覆盖被保留的龋坏牙本质以促进修复性牙本质形成及龋坏牙本质再矿化（图18-3）。

（6）垫底、充填：使用玻璃离子水门汀等材料垫底，常规充填患牙（图18-4）。

（7）定期复查：3 个月、6 个月、12 个月定期跟踪患牙的治疗情况；治疗成功的患牙应无冷热刺激痛、自发痛、咀嚼痛等症状，临床检查无阳性体征，X 线片显示无病理性吸收、无根尖周病变。

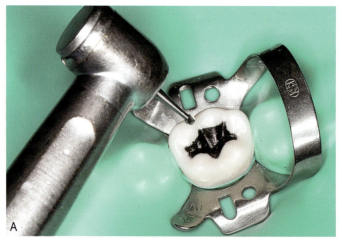

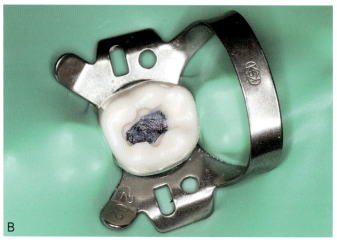

图 18-2 去腐
A.高速手机去腐 B.保留洞底近髓的部分龋坏牙本质

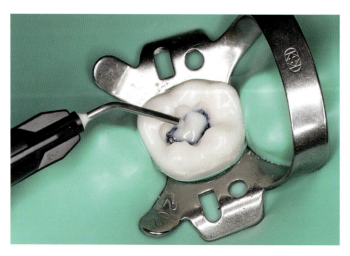

图 18-3 氢氧化钙制剂覆盖被保留的龋坏牙本质

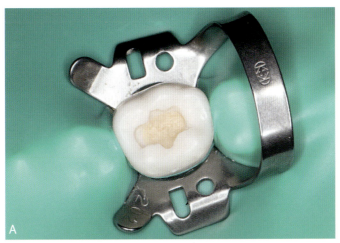

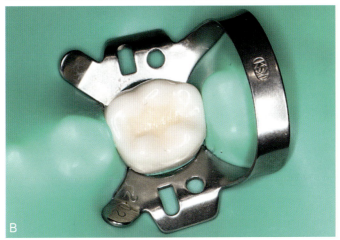

图 18-4　垫底、充填

A. 玻璃离子水门汀垫底　B. 复合树脂充填

3. 注意事项

（1）间接牙髓治疗术后二次去腐:大量的临床研究发现,间接牙髓治疗术后再次打开患牙进行二次去腐时,常发现被保留的龋坏牙本质已变硬,于是学者们对是否有必要二次去除残留的龋损提出了疑问。近年来,学者们比较倾向于一步法的间接牙髓治疗,即在一次就诊内,在不暴露牙髓的情况下尽可能多地去除近髓的龋坏组织,放置保护性衬里,即刻对患牙进行永久性修复,不再打开患牙去除任何被保留的龋坏牙本质。

（2）间接牙髓治疗术后评估指标:间接牙髓治疗的患牙必须进行定期临床及影像学检查,3个月、6个月、12个月定期跟踪患牙的治疗情况,评估牙髓状况。患牙修复体完整、封闭性好;牙髓活力正常,术后无敏感、疼痛或软组织肿胀等症状或体征;影像学检查无病理性牙根内吸收或外吸收及其他病理性改变。

【操作要点】

1. 去腐步骤慎用挖匙,因为挖匙可一次性去除大量腐质,底部的大块腐质被挖除时易导致牙髓暴露。

2. 若去腐后穿髓,建议更改治疗方案。

3. 应告知患儿及家属间接牙髓治疗后仍然有转变为牙髓炎的可能性,并取得知情同意。

4. 条件允许的情况下,可以在局部麻醉前使用表面麻醉,以缓解局部麻醉进针前的不适。表面麻醉可以使用盐酸丁卡因等。

（张　琼）

实验十九　直接盖髓术

　　龋齿、外伤或牙齿预备不当可以导致牙髓暴露,其可能造成较严重的后果,如导致疼痛和感染,进而通常需要牙髓治疗或拔牙。牙髓治疗及后续的牙冠修复、拔牙及后期的缺失牙修复都涉及多次预约和大量费用。除牙髓治疗或拔牙外,牙髓暴露的牙齿还有另一种治疗方案,即用药物覆盖于暴露的牙髓表面,以保持牙髓活力。

　　直接盖髓术(direct pulp capping)是指使用药物直接覆盖于因龋齿、外伤、机械性穿髓的牙髓断面,以保存牙髓活力的一种牙髓治疗方法。直接盖髓术的目的是促进牙髓断面处形成牙本质桥结构,以保持剩余牙髓组织的健康及活性。直接盖髓术在乳牙中使用较受限,仅用于机械性穿髓的乳牙,或临近替换期的乳牙;而在恒牙,特别是年轻恒牙中的应用较多,且成功率较高。

【目的和要求】

　　通过本实验,掌握直接盖髓术的操作要点,熟悉直接盖髓术在乳牙及年轻恒牙的适应证及非适应证。

【实验内容】

　　1. 直接盖髓术的常用器械及耗材。
　　2. 直接盖髓术的临床操作。

【实验用品】

1. 实验器械

(1)涡轮手机:用于牙体的预备(图 19-1 A)。
(2)涡轮手机球钻:用于牙体的预备(图 19-1 A)。
(3)冲洗空针:用于穿髓患牙牙髓断面的冲洗(图 19-1 B)。
(4)牙列模型:用于模拟门诊临床的口内操作(图 19-1 C)。

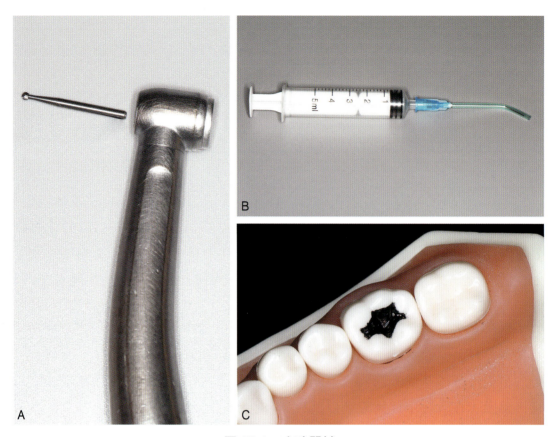

图 19-1 实验器械
A. 涡轮手机和涡轮手机球钻   B. 冲洗空针   C. 牙列模型

2. **实验耗材**

（1）盖髓剂：氢氧化钙、Vitapex、MTA、iRoot BP 等盖髓剂。

（2）离体牙：用于直接盖髓术的操作练习。可以选用离体开髓模型的塑料牙，该种离体牙有髓腔及红色凝胶样牙髓组织，对于涉及牙髓的操作具备较好的练习作用。若条件允许，该类牙也可放置于仿头模的牙列中，对于临床前的训练有更加逼真的效果。此外，也可以使用临床拔除的离体牙练习，该类牙其牙釉质及牙本质与临床实际遇到的患牙一致，因此牙体预备及后期的盖髓、充填操作更加真实，但由于离体牙牙髓基本坏死，断面处难见到红色的穿髓孔，且获得难度较开髓模型的塑料牙更难。

（3）局部麻醉药品：用于患牙的局部麻醉。

（4）橡皮障系统：用于患牙的隔湿。

（5）无菌生理盐水：用于冲洗穿髓处。

（6）垫底材料：用于盖髓后的垫底，可以选用玻璃离子水门汀行垫底。

（7）充填材料：用于盖髓后的牙体充填，可以选用玻璃离子水门汀行充填术，或树脂粘接系统行充填术。

【方法和步骤】

1. **局部麻醉**　碘伏局部消毒后，使用局部浸润麻醉或计算机程控麻醉系统行牙周膜浸润麻醉（详细内容参见实验七　儿童口腔临床的局部麻醉技术）。

2. **隔湿**　使用橡皮障对患牙进行隔湿（图 19-2）。

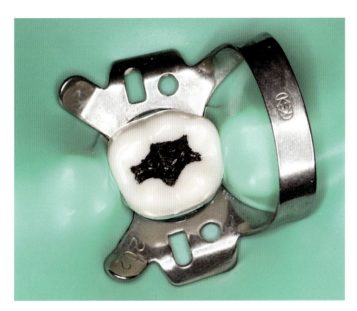

图 19-2　患牙隔湿

3. **模拟意外机械性穿髓**　于磨牙𬌗面或前牙腭面备洞，邻近髓腔时可见牙本层透出红色，停止操作，咨询指导教师，确认洞深度。后使用球钻轻微向洞底加压，形成意外机械穿髓孔（孔径大小 2mm 以内）（图 19-3）。

4. **冲洗**　使用无菌生理盐水充分冲洗穿髓处，以去除牙本质碎屑（图 19-4）。

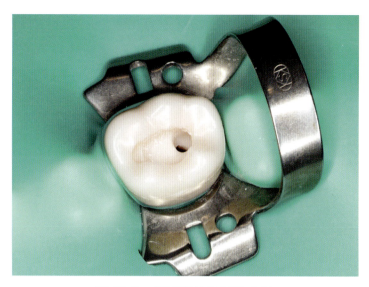

图 19-3　模拟意外机械性穿髓

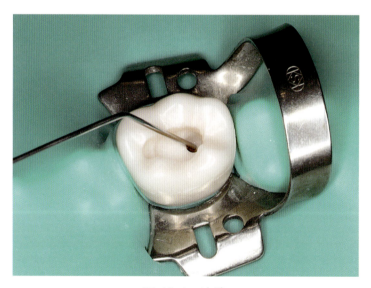

图 19-4　冲洗

5. **检查出血情况**　使用无菌生理盐水小棉球轻轻覆盖于牙髓断面,轻压约1~3分钟,若无渗血则认为牙髓状态尚可,可进行直接盖髓术。

6. **直接盖髓**　轻柔地在露髓处覆盖上盖髓材料(图19-5)。

7. **垫底**　在盖髓材料上,使用玻璃离子水门汀进行垫底(图19-6)。

8. **充填**　在垫底材料上使用树脂充填,以提供良好的封闭性(图19-7)。

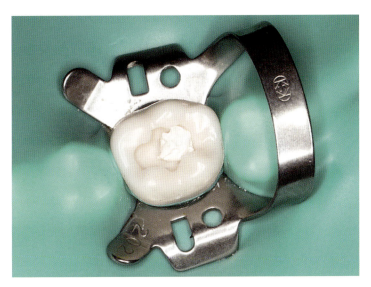

图 19-5　直接盖髓

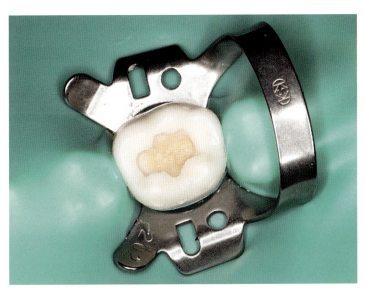

图 19-6　垫底

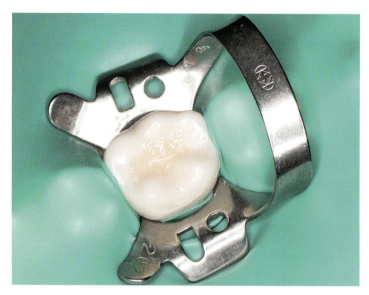

图 19-7　充填

【注意事项】

1. **表面麻醉**　在条件允许的情况下,可以在局部麻醉前使用表面麻醉,以缓解局部麻醉进针前的不适。表面麻醉可以使用盐酸丁卡因等。

2. **局部麻醉药品的选择**　4 岁以下儿童使用盐酸利多卡因;4 岁以上儿童可使用盐酸利多卡因、阿替卡因、甲哌卡因等。

3. **检查出血情况**　在门诊上,若无菌生理盐水小棉球轻压 3 分钟后依然渗血明显,则直接盖髓术不再适用于该患牙,对于乳牙应改行牙髓切断术甚至牙髓摘除术,对于年轻恒牙应首选牙髓切断术,以控制炎症。

【课堂/课后习题及讨论】

1. 直接盖髓术的术后成功率评估指标有哪些?
2. 直接盖髓术后,是否应该全身使用抗生素? 其适应证是什么?

【参考文献】

1. 葛立宏. 儿童口腔医学. 5 版. 北京:人民卫生出版社,2020.
2. DEAN J A. McDonald and Avery's Dentistry for Child and Adolescent. 10th ed. St.lous:CV Mosby,2015.
3. HILTON T J. Keys to clinical success with pulp capping:a review of the literature. Operative

Dentistry,2009,34（5）:615-625.

4. RODD H D,WATERHOUSE P J,FUKS AB,et al. UK national clinical guidelines in Paediatric Dentistry:pulp therapy for primary molars. International Journal of Paediatric Dentistry,2006,16（Suppl. 1）:15-23.

（黄睿洁）

实验二十 牙髓切断术

牙髓切断术（pulpotomy）是在局部麻醉下去除部分冠方牙髓组织，用药物如甲醛甲酚、戊二醛、硫酸亚铁等处理牙髓断面，或用氢氧化钙制剂、MTA、iRoot BP 等覆盖牙髓断面，以保持根部健康牙髓组织的治疗方法。对于乳牙牙髓切断术，可以同时选用甲醛甲酚、戊二醛、硫酸亚铁、氢氧化钙、MTA 等；而对于年轻恒牙牙髓切断术，仅能选择生物相容性较高的氢氧化钙、MTA、iRoot BP 等药物。

对于乳牙牙髓切断术，一般会去除全部的冠方牙髓组织。而对于年轻恒牙牙髓切断术，随着牙髓生物学研究的进展，有学者提出了一种保持更多牙髓组织的方法，即部分牙髓切断术（partial pulpotomy）。部分牙髓切断术中，仅穿髓孔下方炎症性或感染性牙髓组织被去除，保留所有未被感染的健康牙髓组织，其主要适用于年轻恒牙外伤性或龋源性露髓。

【目的和要求】

通过本实验，掌握牙髓切断术的操作要点，熟悉牙髓切断术在乳牙及年轻恒牙牙髓感染临床应用的适应证及非适应证。

【实验内容】

1. 牙髓切断术的常用器械及耗材。
2. 牙髓切断术的临床操作。

【实验用品】

1. 实验器械

（1）涡轮手机：用于冠方感染组织的去腐及牙体的预备（图 20-1A）。

（2）涡轮高速手机球钻及金刚砂车针：用于去腐、牙体的预备及充填后抛光。

（3）低速手机：用于感染牙髓的去除。

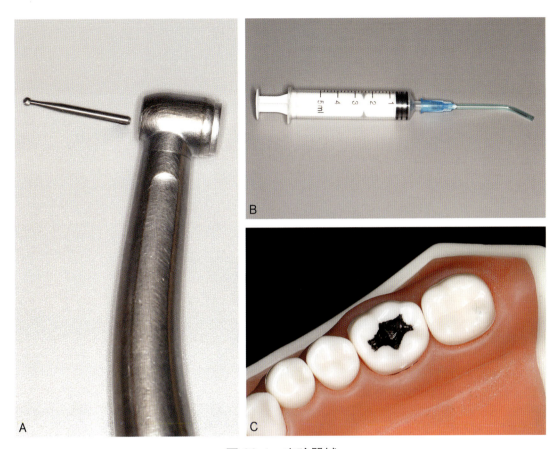

图 20-1　实验器械
A. 涡轮手机和球钻　B. 冲洗空针　C. 牙列模型

（4）低速手机球钻：用于感染牙髓的去除。

（5）冲洗空针：用于穿髓患牙牙髓断面的冲洗（图 20-1B）。

（6）牙列模型：用于模拟门诊临床的口内操作（图 20-1C）。

2. 实验耗材

（1）盖髓剂：氢氧化钙、Vitapex、MTA、iRootBP 等盖髓剂。

（2）离体牙：用于牙髓切断术的操作练习。可以选用离体开髓模型的塑料牙。若条件允许，该类牙也可放置于仿头模的牙列中。此外，也可以使用临床拔除的离体牙练习，但由于离体牙牙髓基本坏死，断面处难见到红色的穿髓孔，且获得难度较开髓模型的塑料牙更难。

（3）局部麻醉药品：用于患牙的局部麻醉。

（4）橡皮障系统：用于患牙的隔湿。

（5）无菌生理盐水：用于清洗髓腔及切断的牙髓碎屑。

（6）垫底材料：用于盖髓后的垫底，可以选用玻璃离子水门汀垫底。

（7）充填材料：用于盖髓后的牙体充填。可以选用玻璃离子水门汀行充填术，或树脂粘接系统行充填术。

【方法和步骤】

1. **局部麻醉**　碘伏局部消毒后，使用局部浸润麻醉或计算机程控下牙周膜浸润麻醉（相关步骤请详见实验七　儿童口腔临床的局部麻醉技术）。

2. **隔湿**　使用橡皮障对患牙进行隔湿（图 20-2）。

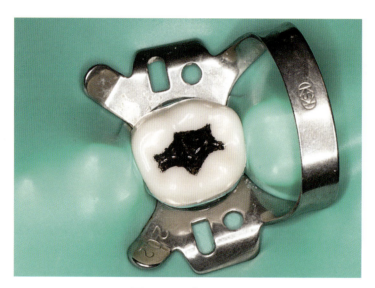

图 20-2　患牙隔湿

3. **去腐、备洞**　于磨牙𬌗面或前牙腭面备洞，制备洞形。

4. **揭髓顶、去冠髓**　邻近髓腔时可见牙本质层透出红色，停止操作，咨询指导教师，确认洞深度。沿洞底周缘钻磨，使用低速手机球钻揭去髓室顶，后使用低速手机球钻或锐利挖匙去除冠髓（图 20-3）。

5. **冲洗**　使用无菌生理盐水充分冲洗髓室，以去除牙本质碎屑及部分残留牙髓组织（图 20-4）。

6. **检查出血情况**　使用无菌生理盐水小棉球轻轻覆盖于牙髓断面，轻压约1~3分钟，若无渗血则认为牙髓状态尚可，可进行牙髓断面覆盖（图 20-5）。

7. **盖髓**　轻柔地在露髓处覆盖上盖髓材料。可将盖髓剂置于髓腔后，生理盐水小棉球轻压，使之完全贴合于根管口及髓室底（图 20-6）。

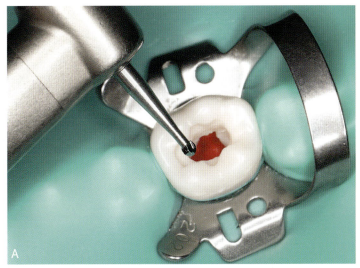

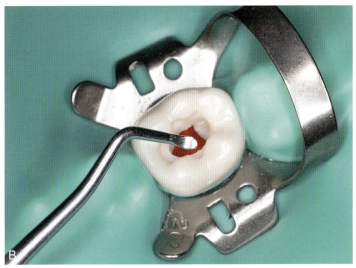

图 20-3　揭髓顶、去冠髓
A. 使用球钻缓慢揭去髓室顶　B. 使用挖匙去除冠髓

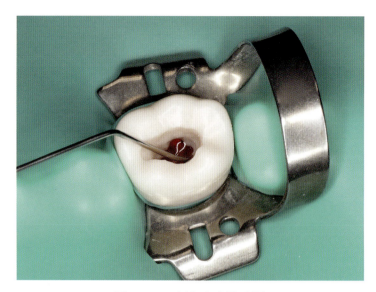

图 20-4　冲洗髓腔及碎屑

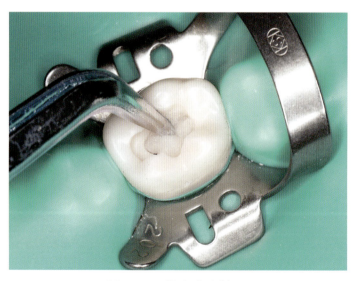

图 20-5　检查出血情况

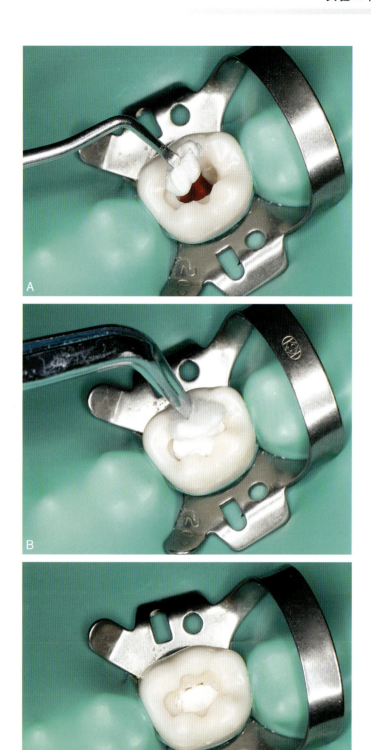

图 20-6 盖髓

A. 盖髓剂置于髓腔 B. 生理盐水小棉球轻压盖髓剂 C. 使盖髓剂完全贴合于根管口及髓室底

8. **垫底**　在盖髓材料上,使用玻璃离子水门汀进行垫底(图 20-7)。

9. **充填**　在垫底材料上使用树脂充填,以提供良好的封闭性(图 20-8)。

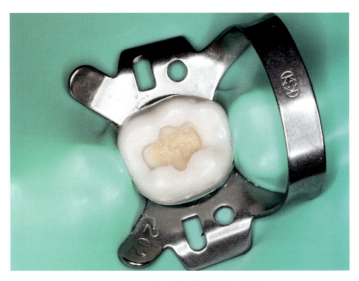

图 20-7　玻璃离子水门汀垫底

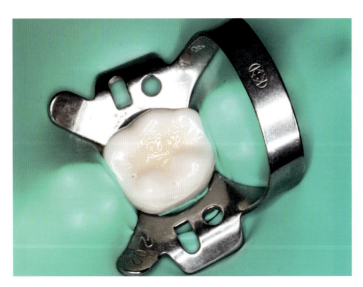

图 20-8　复合树脂充填

【注意事项】

1. 表面麻醉　在条件允许的情况下,可以在局部麻醉前使用表面麻醉,以缓解局部麻醉进针前的不适。表面麻醉可以使用盐酸丁卡因等。

2. 局部麻醉药品的选择　4 岁以下儿童使用盐酸利多卡因;4 岁以上儿童可使用盐酸利多卡因、阿替卡因、甲哌卡因等。

3. 检查出血情况　在临床上,对于乳牙,若无菌生理盐水小棉球轻压 3 分钟后依然渗血明显,则牙髓切断术不再适用于该患牙,应改行牙髓摘除术;对于年轻恒牙,若无菌生理盐水小棉球轻压 3 分钟后依然渗血明显,可以尝试去除更多的冠方感染牙髓组织,以控制炎症。

【课堂/课后习题及讨论】

1. 牙髓切断术的术后成功率评估指标有哪些?
2. 牙髓切断术后,是否应该全身使用抗生素? 其适应证是什么?

【参考文献】

1. 葛立宏. 儿童口腔医学. 5 版. 北京:人民卫生出版社,2020.
2. DEAN J A. McDonald and Avery's Dentistry for Child and Adolescent. 10th ed. St.lous:Mosby,2015.
3. HILTON T J. Keys to clinical success with pulp capping:a review of the literature. Operative Dentistry,2009,34(5):615-625.
4. RODD H D,WATERHOUSE P J,FUKS AB,et al. UK national clinical guidelines in Paediatric Dentistry:pulp therapy for primary molars. International Journal of Paediatric Dentistry,2006,16(Suppl. 1):15-23.
5. LIN P Y,CHEN H S,WANG Y H,et al. Primary molar pulpotomy:a systematic review and network meta-analysis. Journal of Dentistry. 2014,42(9):1060-1077.

（黄睿洁）

实验二十一　乳牙牙髓摘除术及根管治疗术

【目的和要求】

1. 掌握乳牙髓腔根管解剖形态。
2. 巩固橡皮障隔离技术的操作要点。
3. 掌握乳牙牙髓摘除术及根管治疗术的适应证及操作步骤和要点。
4. 了解不同的乳牙根管充填材料的优缺点。

【实验内容】

1. 掌握乳牙开髓揭髓室顶的方法和技巧。
2. 掌握乳牙拔髓,根管预备及根管充填的基本操作要点。

【实验用品】

带根管系统的树脂乳牙模型,橡皮障系统,高速及低速手机,根管预备器材(拔髓针、各种型号的根管锉、根管长度测量卡尺、根管冲洗针)(图 21-1),根管预备充填耗材(根管冲洗剂,如 1% 次氯酸钠溶液,生理盐水等,根管润滑剂,如EDTA),根管充填糊剂,玻璃离子水门汀。

【方法和步骤】

乳牙的髓腔比较宽大,当龋损达到牙本质深层时,细菌和毒素可以通过牙本质小管刺激或侵入牙髓,使牙髓发生炎症反应,炎症可在冠髓中蔓延甚至累及根髓。当牙髓炎症继续发展,可导致牙髓坏死。另外牙外伤导致的牙髓暴露可直接导致牙髓炎症,简单冠折、牙周膜或根尖血管受损,都有可能导致牙髓的病变,甚至感染累及根尖组织。X 线片检查评估该患牙仍有保留价值,则可考虑牙髓摘除术或者根管治疗术,以达到消除感染和炎症的目的,扩大乳牙保留范围,尽量将患牙保存到替换时期。

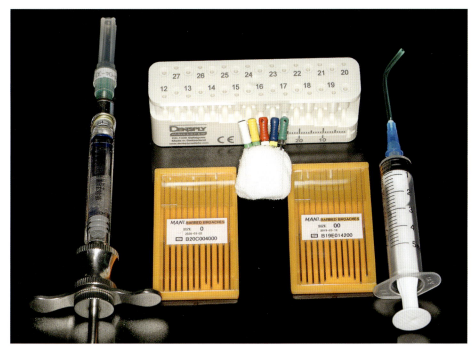

图 21-1　根管预备器材

1. 根管预备

（1）局部麻醉。

（2）患牙区上橡皮障（图 21-2）。

（3）去除龋坏组织，并揭全髓室顶（图 21-3）。

（4）去冠髓，找到根管口（图 21-4）。

（5）拔髓：采用小号锉（10 号），探查根管口及根管，预估根管粗细，采用合适型号的拔髓针进行拔髓，拔髓针应与根管方向尽量一致，遇到阻力后应停止插入，旋转拔髓针拔除牙髓（图 21-5，图 21-6）。

（6）确定工作长度：根据 X 线片上根尖孔上方 2mm 处为标志点，再结合手感法确定工作长度。

（7）根管预备：按照确定的工作长度，使用不锈钢 H 锉逐渐扩锉根管至 35 号，如根管较细，20 号前可采用 K 锉逐号扩大根管。预备根管时注意锉的进入方向，根管预备方向和根的走向一致。器械严禁超出根尖孔，注意预防器械分离和根管侧穿（图 21-7）。

（8）根管冲洗、消毒：根管预备过程中可使用 1% 次氯酸钠溶液、3% 过氧化氢溶液和生理盐水溶液交替冲洗，进行完善的根管化学预备有利于提高乳牙根管治疗及牙髓摘除术的成功率（图 21-8）。

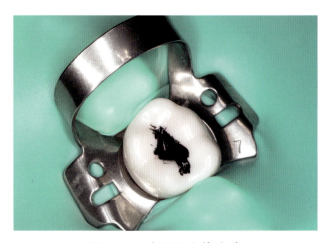

图 21-2　患牙区上橡皮障

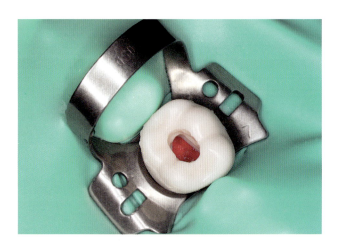

图 21-3　揭全髓室顶

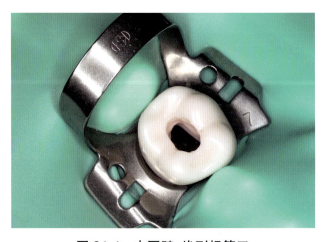

图 21-4　去冠髓,找到根管口

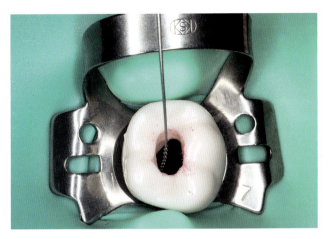

图 21-5　探查根管口,预估根管粗细,用拔髓针拔髓

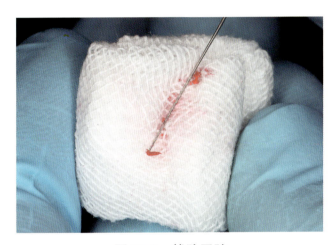

图 21-6　拔除牙髓

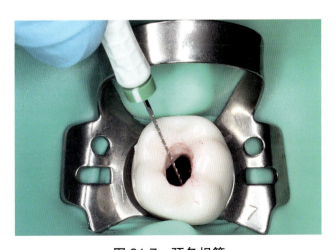

图 21-7　预备根管

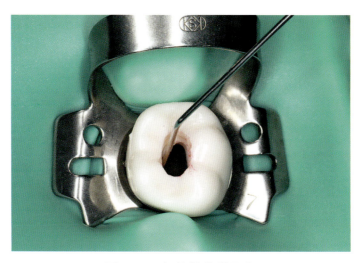

图 21-8　根管的化学预备

（9）根管封药：可采用消毒棉捻和纸尖吸干根管，采用氢氧化钙制剂等进行根管封药，玻璃离子水门汀暂时封闭患牙，1~2 周复诊，如第（8）步中根管冲洗后未见明显分泌物，根管能彻底清洁干燥，也可以省略第（9）步。

2. 根管充填（复诊时患牙临床症状消失）

（1）橡皮障下去除暂封物，使用根管锉及根管冲洗液去除根管内封药。

（2）消毒棉捻和纸尖吸干根管，根据工作长度，导入根管充填糊剂（图 21-9）

（3）氧化锌暂封，拍摄根尖 X 线片确定根管充填是否到位。

（4）玻璃离子水门汀或光固化树脂充填后行金属预成冠修复（21-10）。

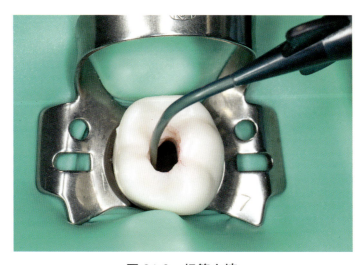

图 21-9　根管充填

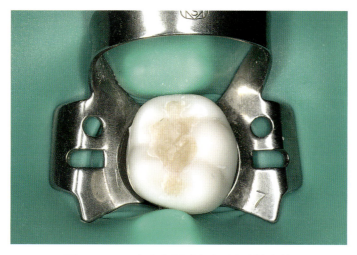

图 21-10　玻璃离子水门汀暂时性充填

【操作要点】

1. 注意无痛操作,因乳牙即使在发生根尖周炎的情况下,多数患者的牙髓仍有活力,操作前应进行局部麻醉。

2. 术前应通过 X 线片,仔细观察乳牙根管状态,有无牙根的内外吸收,根管钙化,以及牙根的解剖形态等。

3. 在局部麻醉效果较好的时候,可以直接摘除牙髓,如局部麻醉效果不理想,牙髓有探诊疼痛的情况,可采用化学失活的方法,将牙髓失活到无痛的状态再进行拔髓,目前常用的化学失活剂为多聚甲醛制剂,一般封药 2 周后复诊。牙髓炎的患者,可在完善的根管机械和化学预备的情况下进行一次性根管充填。根尖周炎的患者建议根管封药 1 次,待根管内的感染物质完全清楚后再进行根管充填。

4. 乳牙根管的化学预备非常重要,应采用大量冲洗液进行充分的冲洗,每个根管冲洗液至少为 5ml,目前常采用的是 1% 的次氯酸钠和生理盐水交替冲洗,1% 次氯酸钠有较强的消毒效果,但有较强的刺激性味道,应在橡皮障隔离下使用。

5. 充填物的密闭性关系到乳牙根管及牙髓摘除术的成功率,推荐治疗后的乳磨牙进行预成冠修复。

（杨　燃）

实验二十二　年轻恒牙的根尖诱导成形术

　　年轻恒牙的牙髓炎常源于龋病、牙齿结构异常及牙外伤,极少数来源于医源性因素。年轻恒牙牙根发育未成熟,根尖孔敞开或未完全闭合,发生炎症后无法进行常规根管治疗。1964 年,Kaiser 首次提出根尖诱导成形术,指年轻恒牙在其牙根长度、根尖孔及根管壁厚度等未发育完成之前发生牙髓坏死或根尖周病变时,在消除感染或治愈根尖周炎的基础上,用药物及手术方法保存根尖牙髓或使根尖周硬组织沉积,促使牙根继续发育和根尖形成的治疗方法。该技术可诱导患牙根尖形成钙化屏障,或诱导其根尖进一步发育、根尖孔形成,达到根尖闭合的目的。

　　诱导根尖形成依赖于根尖部残留的生活牙髓、牙乳头或根尖周组织的上皮根鞘。本技术成功的关键因素是根管系统的彻底清理和严密的冠方封闭。根尖诱导成形术包括两个阶段:第一阶段,消除感染及根尖周病变,诱导牙根继续发育,或根尖钙化屏障形成。第二阶段,永久性根管充填及修复。本实验主要练习第一阶段的操作技术。

【目的和要求】

　　通过本实验,了解年轻恒牙根尖诱导成形术的治疗原则,熟悉年轻恒牙根尖诱导成形术的适应证和禁忌证,掌握年轻恒牙根尖诱导成形术的所需器械及操作步骤。

【实验内容】

1. 巩固年轻恒牙根尖诱导成形术的治疗原则。
2. 上橡皮障隔湿患牙。
3. 进行年轻恒牙根尖诱导成形术操作。
4. 教师进行操作评估及操作失误分析。

【实验用品】

1. 实验器械（图 22-1）

（1）注射器：用于进行局部浸润麻醉。

（2）高速涡轮手机：用于牙体预备。

（3）球钻：用于开髓。

（4）拔髓针：用于去除坏死牙髓组织。

（5）K锉：用于疏通根管，可准备 25 号 K 锉。

（6）冲洗空针：用于根管冲洗。

（7）仿头模及混合牙列模型：用于模拟门诊临床的口内操作。

（8）模拟术前 X 线片：用于预估根管工作长度。

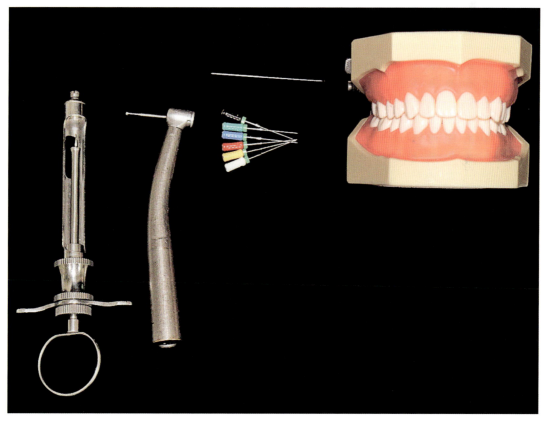

图 22-1　实验器械

2. 实验耗材（图 22-2）

（1）开髓用塑料牙（带有髓腔及红色材料模拟牙髓组织，根尖段去除 3mm 以模拟年轻恒牙）。

（2）局部麻醉药品：用于患牙麻醉。

（3）橡皮障系统：用于患牙隔湿。

（4）冲洗液：1%~3% 次氯酸钠溶液、3% 过氧化氢溶液及生理盐水，用于交替冲洗。

（5）纸尖：用于干燥根管。

（6）诱导剂：氢氧化钙制剂，可使用氢氧化钙碘仿糊剂。

（7）充填材料：用于开髓洞形充填，可选用玻璃离子水门汀。

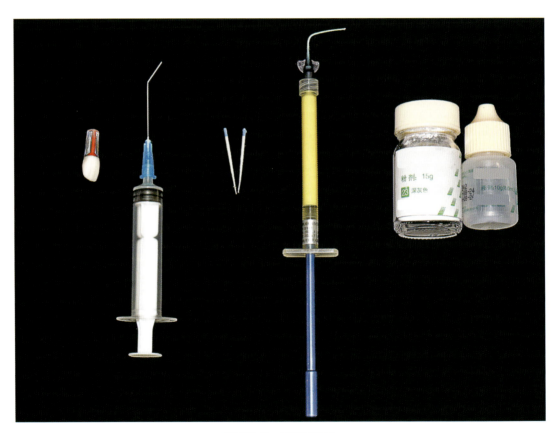

图 22-2　实验耗材

【方法和步骤】

1. **局部麻醉**　因根管内可能存在少量牙髓感觉纤维,引起患者疼痛,临床建议进行局部麻醉。实验模拟右侧上颌中切牙治疗,使用碘伏局部消毒后,进行局部浸润麻醉或计算机程控下牙周膜浸润麻醉模拟操作。

2. **术野隔离**　使用橡皮障隔离患牙,可使用橡皮障夹或楔线固定障布,使用牙线在患牙及邻牙颈部固定(图 22-3)。

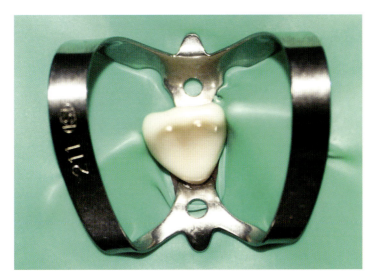

图 22-3　橡皮障术野隔离

3. **开髓**　使用高速涡轮手机及球钻进行右侧上颌中切牙腭面常规备洞开髓,开髓位置及大小应尽可能使器械直线入路进入根管,避免过度去除牙颈部的颈周牙本质(图 22-4)。

4. **拔髓**　使用拔髓针去除塑料牙根管内模拟的红色坏死牙髓组织,拔髓针避免进入根尖 1/3。拔髓后可由指导教师取下塑料牙,对拔髓步骤进行评估(图 22-5)。

5. **根管预备**　使用 K 锉进行根管疏通和轻柔预备,建议以根尖末端上方 2mm 处为根尖止点来确定工作长度,避免损伤根尖区组织。年轻恒牙主要使用化学预备,因此使用次氯酸钠溶液、过氧化氢溶液及生理盐水交替冲洗,冲洗轻柔(图 22-6)。

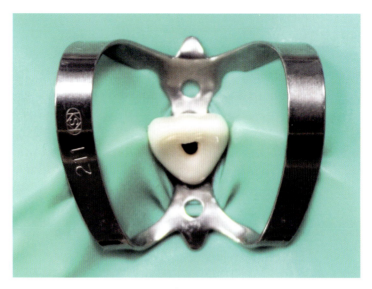

图 22-4　标准洞形开髓

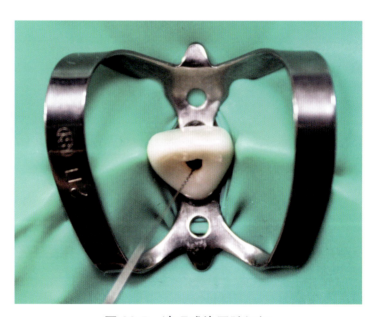

图 22-5　清理感染牙髓组织

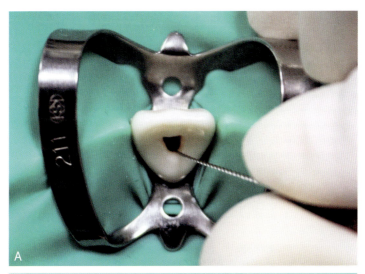

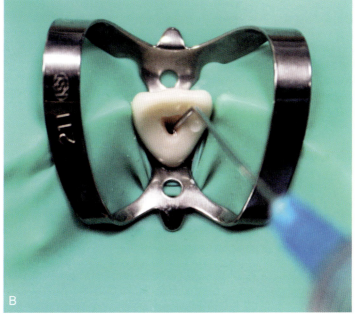

图 22-6　根管预备消毒

6. **药物诱导** 使用纸尖干燥根管,根据工作长度,将诱导剂缓慢而均匀地导入根管,一边注射一边退出注射器,使糊剂充满根管腔并接触根尖部组织。同时应避免过度加压注射引起的诱导剂超出根尖孔(图 22-7)。

7. **暂时充填** 玻璃离子水门汀封闭窝洞(图 22-8)。

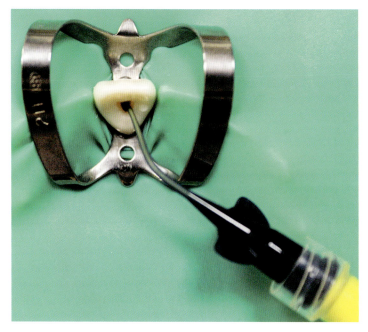

图 22-7 导入诱导剂

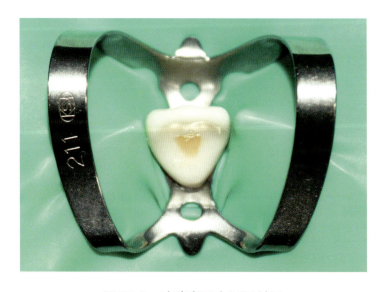

图 22-8 玻璃离子水门汀封洞

8. **术后评价**　从模型取出塑料牙,评估根尖诱导成形术操作结果(图 22-9)。

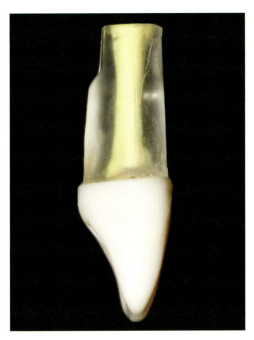

图 22-9　取出塑料牙进行操作结果评价

【操作要点】

1. **表面麻醉**　在条件允许的情况下,可以在局部麻醉前使用表面麻醉,以缓解局部麻醉进针前的不适。表面麻醉可以使用盐酸丁卡因等。

2. **急性炎症**　在临床上,对于存在急性根尖周炎伴间隙感染等急性症状的患者,应首先进行应急处理,开放根管进行引流,待急性炎症缓解后再行治疗。

3. **根管工作长度**　由于年轻恒牙牙根长度及根尖尚未发育完成,缺乏明显的根尖狭窄处,其根管工作长度测量需基于术前 X 线片影像进行估计,建议以 X 线片根尖末端上方 2mm 处为根尖止点来确定工作长度。

4. **化学预备**　年轻恒牙根管壁较薄,根管十分粗大,主要使用化学预备,采用 1%~3% 次氯酸钠溶液、3% 过氧化氢溶液及生理盐水进行交替冲洗。年轻恒牙根尖孔粗大,冲洗应轻柔,避免冲洗液因压力过大进入根尖周组织。

5. **根管消毒**　临床上对于有症状的患牙,一般需进行根管消毒,可在根管内封入氢氧化钙糊剂,封闭开髓孔后 1 周复诊。如有明显症状或体征,需重复清理消毒根管,至无症状或根管内无明显渗出。

6. 定期检查　进行根尖诱导成形术的患牙应进行定期观察,一般 3~6 个月复查一次,一般根据专科检查及 X 线片判断是否更换根管内药物,直至根尖形成或根尖钙化屏障形成。

【课堂/课后习题及讨论】

1. 根尖诱导成形术后的医嘱应该包括哪些要点?
2. 根尖诱导成形术疗效评价的依据和标准有哪些?

【参考文献】

1. 葛立宏. 儿童口腔医学. 5 版. 北京:人民卫生出版社,2020.
2. DEAN J A. McDonald and Avery's Dentistry for Child and Adolescent. 10th ed. St.lous:Mosby,2015.

（周　媛）

实验二十三　血运重建术

牙髓再生治疗是一种通过生物学手段和组织工程技术,诱导内源性和外源性导入根管内的干细胞分化,再生功能性牙髓组织,促进牙本质、牙髓-牙本质复合体及牙根等继续发育。目前牙髓再生治疗包括牙髓血运重建术、自体牙髓干细胞再植技术和细胞归巢技术。

本实验主要介绍血运重建术,该技术旨在进行有效根管消毒后,在尽可能保护根尖周牙乳头干细胞等种子细胞的前提下,刺激根尖周组织出血至根管腔内,形成富含生长因子的血凝块作为组织再生天然支架,募集根尖周组织内多种干细胞(包括根尖牙乳头干细胞、牙周膜干细胞、颌骨骨髓间充质干细胞等)及细胞因子随血液进入根管内,诱导其分化成牙本质细胞、成骨细胞和牙髓细胞,提供适宜的干细胞增殖及分化微环境,实现新组织的形成,甚至牙髓再生并完成牙根发育。

其可能预后主要包括:理想预后即临床症状消失、牙根继续发育完成,牙髓再生成功;较差预后可能出现临床症状持续或加重,根管感染继续,根尖周病变迁延不愈,牙根未继续发育等。如血运重建术预后不良,可根据患牙情况转行根尖诱导成形术、根尖屏障术等。

【目的和要求】

通过本实验,理解血运重建术的理论基础,熟悉血运重建术所需的器械及材料准备,初步掌握血运重建术的技术操作,了解血运重建术后的疗效评估。

【实验内容】

1. 局部麻醉。
2. 橡皮障隔离患牙。
3. 血运重建术操作。
4. 血运重建术操作评价。

【实验用品】

1. 实验器械（图 23-1）

（1）注射器：用于进行局部浸润麻醉。

（2）高速涡轮手机：用于牙体预备洞形及开髓。

（3）球钻：用于牙体预备洞形及开髓。

（4）拔髓针：用于去除坏死牙髓组织。

（5）根管锉：用于疏通根管及根尖组织引血，可准备 30 号、25 号 K 锉。

（6）冲洗空针：用于根管冲洗。

（7）根管冲洗液：通常准备生理盐水。

（8）口腔科显微镜：用于观察根尖孔状态并进行根尖组织刺激引血操作。

（9）仿头模及混合牙列模型：用于模拟门诊临床的口内操作。

（10）模拟术前 X 线片：用于预估根管工作长度。

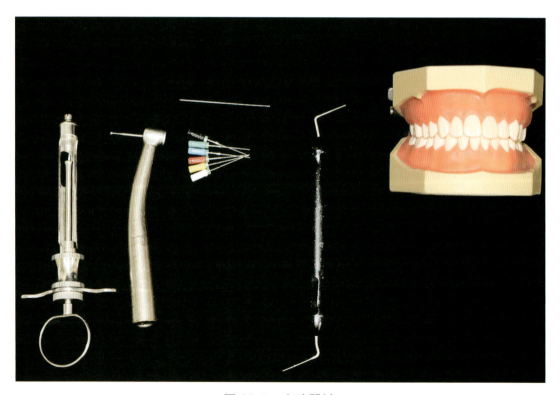

图 23-1　实验器械

2. 实验耗材（图 23-2）

（1）开髓用塑料牙:带有髓腔及红色材料模拟牙髓组织,根尖段去除 3mm 模拟年轻恒牙。

（2）局部麻醉药品:用于患牙麻醉。

（3）橡皮障系统:用于患牙隔湿。

（4）冲洗液:1%~3% 次氯酸钠溶液及生理盐水交替冲洗。

（5）根管消毒剂:氢氧化钙糊剂首选,也可配置低浓度三联抗生素糊剂(米诺环素、环丙沙星及甲硝唑与无菌水进行混合调拌,浓度为 0.1mg/mL)。

（6）充填材料:用于开髓洞形充填,可选用玻璃离子水门汀。

（7）大锥度纸尖:用于干燥根管。

（8）蓝色琼脂:加热融化后模拟血液,注射器注射入根管,凝固后模拟血凝块形成。

（9）海绵:用于模拟血凝块上方使用的胶原基质。

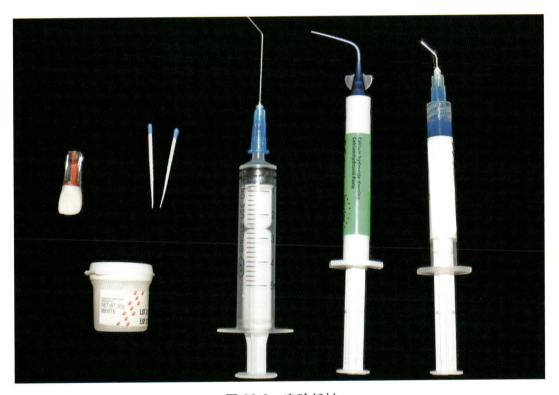

图 23-2　实验耗材

（10）ZOE 等暂封材料：用于模拟亲水性硅酸水门汀如 MTA 或 iRoot BP Plus 等材料。

【方法和步骤】

1. **局部麻醉**　实验模拟右上颌中切牙治疗，使用碘伏局部消毒后，进行局部浸润麻醉或计算机程控下牙周膜浸润麻醉模拟操作。

2. **术野隔离**　使用橡皮障隔离患牙，可使用橡皮障夹或楔线固定障布，使用牙线在患牙及邻牙颈部固定。

3. **开髓**　使用高速涡轮手机及球钻进行右上颌中切牙腭面常规备洞开髓，开髓位置及大小应尽可能使器械直线入路进入根管，并便于显微镜观察，避免过度去除牙颈部的颈周牙本质（图 23-3）。

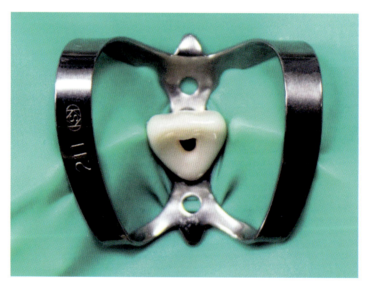

图 23-3　标准洞形开髓

4. **根管预备**　目的是清除根管系统中的感染组织，以化学预备为主，一般不做或仅做很少量机械预备。建议以 X 线片根尖末端上方 2mm 处为根尖止点来确定工作长度，可使用根管锉沿根管壁叠瓦式进行一定轻轻提拉后进行根管冲洗，每个根管使用 20mL 次氯酸钠溶液缓慢冲洗 5 分钟，20mL 生理盐水冲洗 5 分钟，应轻柔缓慢，避免加压，不可使冲洗液进入根尖周组织（图 23-4）。

5. **根管封药**　纸尖干燥根管，将根管消毒剂注射入根管内，为避免着色应将封药置于釉牙骨质界根方。

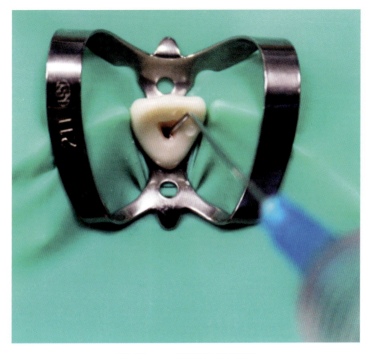

图 23-4　根管化学预备

6. **暂时充填**　玻璃离子水门汀严密充填封洞。

7. **术中评价**　从模型取出塑料牙,评估根管封药操作结果。

8. **模拟再次就诊**　省略麻醉步骤,再次橡皮障隔离并消毒术区。

9. **清除根管内药物**　去除暂时充填材料,进入根管,每个根管使用生理盐水 20mL 缓慢冲洗 5 分钟,去除糊剂。

10. **显微镜下刺激根尖周组织引血**　仿头模摆好体位,显微镜开机并调试至工作视野,显微镜下纸尖干燥根管后,使用根管锉,进行根管超预备约 2mm,刺激根尖周组织,指导教师注射融化后的蓝色琼脂进入根管,注射至釉牙骨质界下约 3mm,静置降温后模拟血凝块形成(图 23-5)。

11. **冠方封闭**　必要时在血凝块上放置 2~3mm 厚的胶原基质,然后将 3~4mm 厚的亲水性硅酸水门汀如 MTA 或 iRoot BP Plus 放置于胶原基质上。实验室中,可选择性放置 2mm 厚的海绵作为基质,在其上放置 3mm 厚的 ZOE 暂封材料模拟硅酸水门汀生物相容性材料,最后使用玻璃离子水门汀严密充填。

12. **术后评价**　从模型上取出塑料牙,评估血运重建操作结果。

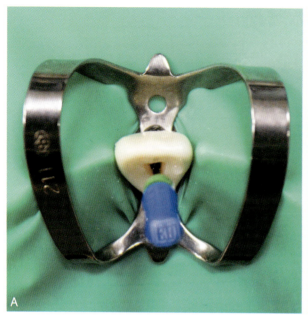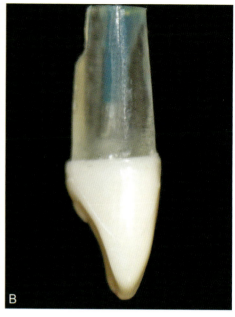

图 23-5　根尖周组织引血,形成血凝块
A.根管锉刺激根尖周组织引血　B.取出塑料牙进行操作结果评价

【操作要点】

1. **局部麻醉药品的选择**　应使用不含血管收缩剂(肾上腺素)的局部麻醉药物,如 2% 盐酸利多卡因等,因后续步骤需引导根尖出血,应避免血管收缩剂的使用。

2. **口腔科显微镜在血运重建术中的作用**　除了步骤中提到的引血操作外,根管预备、封药、封药清除、冠方封闭等多个步骤都可进行显微镜下观察、检查及操作。

【课堂/课后习题及讨论】

1. 血运重建术与根尖诱导成形术后形成的根尖封闭组织的组织来源及结构是否有差异? 可能的差异是什么?

2. 牙髓干细胞包括哪些类型? 分别有哪些特点?

3. 如果临床操作时发现根尖引血操作后出血困难或血量较少,可能提示哪些问题? 应如何处理?

【参考文献】

1. 葛立宏. 儿童口腔医学. 5 版. 北京：人民卫生出版社，2020.

2. DEAN J A. McDonald and Avery's Dentistry for Child and Adolescent. 10th ed. St.lous：CV Mosby，2015.

3. American Academy of Pediatric Dentistry. Pulp therapy for primary and immature permanent teeth. The Reference Manual of Pediatric Dentistry. Chicago，Ill.：American Academy of Pediatric Dentistry；2020：384-392.

4. 黄定明，杨懋彬，周学东. 牙髓再生治疗的临床操作管理及疗效评价. 中华口腔医学杂志，2019，54（9）：584-590.

（周　媛）

实验二十四　显微镜在儿童口腔临床中的应用

【目的和要求】

显微镜对于年轻恒牙根尖诱导成形术、血运重建、根尖屏障术、美学修复、根管口定位、年轻恒牙和乳牙变异根管的治疗、根管壁或髓室底穿孔修补等有重要的作用。通过本实验,初步了解显微镜的使用方法及其在儿童口腔临床工作中的应用。

【实验内容】

1. 调节医师体位。
2. 调节患者体位。
3. 调节瞳距。
4. 调节屈光度。
5. 调节光源大小。
6. 调节对焦。
7. 放大倍数的选择。

【实验用品】

1. **手术显微镜**　由光学放大系统、照明系统、光学附件、机械系统组成(图24-1)。光学放大系统主要包括目镜、物镜和放大倍数调节器。照明系统主要是显微镜光源。根据需要选择照明亮度,通常放大倍数越高,亮度要求越高。在不操作时尽量关闭照明系统,以减少对于患者的视觉刺激。显微镜通常配备滤光片有黄色及绿色两种:黄色滤光片产生黄色光斑,照射时防止树脂材料过快固化;绿色滤光片产生绿色光斑,在手术血液环境下,看清微小的神经血管。某些显微镜具有内置摄像装置、外置分光器、外置 CCD 摄像接口及外置数码相机接口等光学附件。

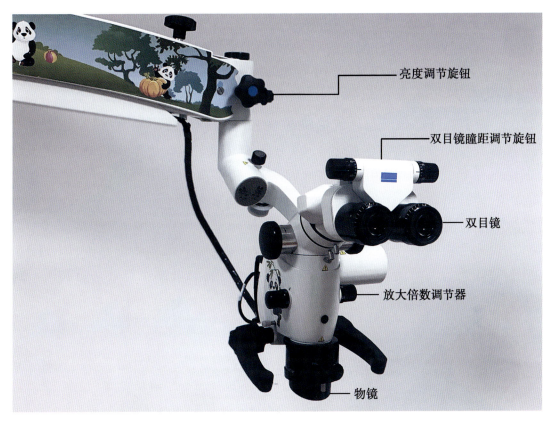

图 24-1　手术显微镜的构造

2. **显微操作医师椅（可选）**　是专为口腔科医师进行显微操作所设计的操作椅,具有可变高度、提供肘部支持等功能。

3. **橡皮障系统（可选）**　橡皮障为治疗区域提供一个隔离唾液和舌影响的封闭环境。橡皮障隔离法同时提供了对医师和患者的保护,防止显微镜起雾,是显微根管治疗的必要步骤。

4. **显微口镜（可选）**　普通口镜的反射面在玻璃面的后方,光线反射因受玻璃折射的影响易形成重影。显微口镜的反射面在表面,其优点是直接反射,没有重影,影像清晰,不扭曲。

5. **显微探针（可选）**　显微探针是为了便于在髓腔和根管内探查而设计的,其前端较直。最常用的是 DG-16,主要用于探查根管口、髓室底、根管壁的完整性等。

6. **超声根管治疗系统（可选）**　精细的超声工作尖可保证良好的视野,并能准确地作用于工作区,清理组织。

7. **其他器械（可选）**　对于一些治疗,如根尖屏障术、血运重建等,需要一些特殊的显微器械,输送屏障或者修补材料、冲洗术区或者根管,还可能用到显微

K 型根管锉、MTA 输送器、Stropko 微冲洗器等。这些器械的设计多精细、小巧，减少了操作过程中器械对视线的阻挡，方便了术者的操作。

【方法和步骤】

1. **调节医师体位**　与传统椅位的 9~12 点方向位置不同，在口腔显微技术中，操作椅应始终保持位于患者 12 点方向。医师坐在椅位上，两脚底平放于地面，两腿平行分开，大腿和双肩与地面平行，膝关节约成 90°，头、颈、腰背自然直立位，前臂稍弯曲。工作平面应该在肘关节的水平/沿躯干方向，前臂和肘部高度基本相当，前臂和手掌有足够的支撑。如使用带有前臂支撑垫的显微医师专用椅，则应调节前臂支撑垫至上臂自然下垂肘关节成 90° 时前臂的高度（图 24-2）。此时，操作者双臂沿躯干自然放置，脊柱直立，全身骨骼肌呈自然放松状态。肩膀倾斜和躯干扭转，胳膊举起均错误，会导致骨骼肌劳损。

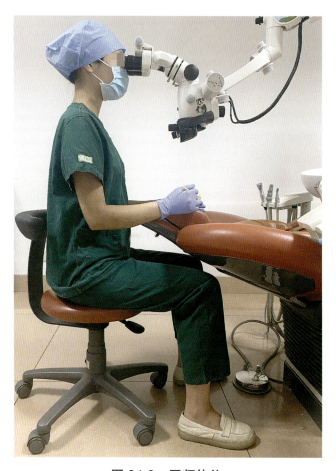

图 24-2　医师体位

2. **调节患者体位**　患者椅位的整体高度应始终保持与工作区域的操作者肘部位于同一高度。当操作区域为上颌时,患者应完全躺平,即患者椅位靠背角度成 0° 放置,使患者上颌殆平面垂直于地面;当操作区域为下颌前牙区时,患者椅位靠背角度与水平面成 20°~30°;当操作区域为下颌后牙区时,患者椅位靠背角度与水平面成 10° 放置。受工作区角度限制,操作中较难直接在显微镜下观察到髓室底,需要借助口镜反射来达到最佳视角。最优的角度是,口镜与显微镜的物镜成 45°,同时患者没有任何不适。一般情况下,患者的头位应调整到上颌牙弓和目镜成 90°,在该位置时,口镜的放置易接近 45°,有利于术区观察。

3. **调节瞳距**　根据操作者双瞳距离调节手术显微镜瞳距调节旋钮,确保显微镜目镜中的双眼视野重叠。

4. **调节屈光度**　根据操作者双眼屈光度情况,利用显微镜外接的数码相机进行左右眼的屈光度校准。

5. **调节光源大小**　确保显微操作时光源合适,不伤眼。

6. **调节对焦**　上下移动显微镜主镜座以调节物-镜距离,或使用变焦旋钮进行精细范围的对焦操作。

7. **放大倍数的选择(图 24-3)**　低倍(3~8 倍)放大,用于寻找和确定目标视野;中倍(8~16 倍)放大,用于进行各种临床操作;高倍(16~30 倍)放大,用于观察细微的解剖结构。

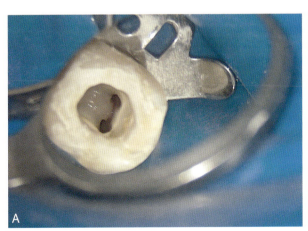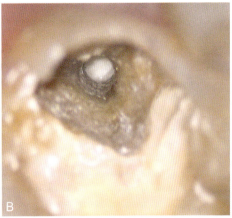

图 24-3　不同放大倍数的视野
A.低倍放大的视野　B.高倍放大的视野

【操作要点】

1. 注意保持机身垂直于地面,才符合人机效能,也不会影响视野。

2. 高倍放大的情况下,很容易失去对牙体外部解剖结构的参照,以及清理部位的方向感。高倍放大的钙化髓室中,任何半点或轻微的变色看上去都像是根管口,而这有可能导致严重的操作失误。

3. 建议起始阶段只进行有限的简单工作。训练循序渐进,适应放大后的视觉空间关系变化以及镜像操作方向。

4. 有节制地使用放大设备,长期使用可能干扰术者双目视觉并影响术者的屈光功能平衡、周边视野下降。

（周　昕）

实验二十五　激光在儿童口腔临床中的应用

【目的和要求】

激光在儿童口腔科中的临床应用广泛,包括软组织和硬组织手术,牙釉质和牙本质中的窝洞制备,龋病探测,根管荡洗,蚀刻,通过改变牙釉质的晶体结构预防龋齿,牙齿美白和牙周治疗。通过本实验,初步了解激光的选择、Er:YAG 激光在牙釉质蚀刻中的使用方法以及激光在儿童口腔临床工作中的应用场景。

【实验内容】

1. 激光的选择。
2. 激光的正确使用。
3. 激光蚀刻牙釉质。

【实验用品】

1. Er:YAG 激光设备。
2. 激光手柄及工作尖。
3. 离体牙。
4. 特定波长的防护眼镜。

【方法和步骤】

1. **激光的选择**　激光通过用于产生激光能量的活性介质进行分类。193~10 600nm 的波长适用于医学和口腔科。激光的波长决定了其临床应用和激光设备的类型。

口腔医学中最常用的激光器包括掺钕钇铝石榴石(neodymium-doped yttrium aluminum garnet,Nd:YAG),二氧化碳激光,掺铒镱钇铝石榴石(erbium-doped yttrium aluminum garnet,Er:YAG),掺钕钇铝钙钛矿(neodymium-doped yttrium aluminum perovskite，Nd：YAP），砷化镓（gallium arsenide，GaAs），掺铬钇镓石榴石（erbium，chromium-doped yttrium scandium gallium garnet，Er-Cr：YSGG）和氩激光（argon laser）。

按激光的作用用途分。

（1）软组织激光：如二极管激光、Nd：YAG 激光、二氧化碳激光（10 600nm）等，主要用于软组织手术，消毒牙周袋、根面、瘘道等，清除菌斑。

（2）全组织激光：如 Er-Cr：YSGG 激光，Er：YAG 激光，二氧化碳激光（9 300nm）等，可用于软组织手术，消毒牙周袋、根面、瘘道等，清除菌斑，骨成形等。

按激光的作用效果分。

（1）表面吸收型，如铒激光家族，表面作用，没有碳化；二氧化碳家族，表面作用，碳化效果明显。

（2）组织穿透型，如二极管激光，具有碳化、穿透、生物刺激效应；钕激光，其作用强度更大，能量密度高，穿透深度大。

2. 激光的正确使用

（1）设置激光装置，手柄和工作尖。

（2）设置激光参数：在高喷水条件下，将激光参数设置为 20~200mJ 和 1~15Hz。

（3）佩戴防护眼镜。

3. 激光蚀刻牙釉质组织

（1）激光尖端不与目标组织接触，注意尖端与目标组织应成角度（图 25-1），以防组织反射的激光能量损伤激光工作尖，均匀移动工作尖处理牙釉质。

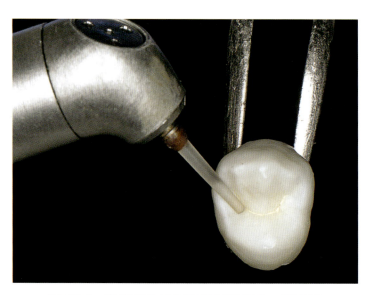

图 25-1　激光工作尖与目标组织应成一定角度

（2）检查蚀刻情况：轻轻吹干牙面，可见蚀刻后的牙釉质呈白垩色（图 25-2）。

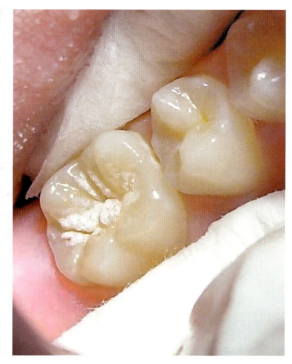

图 25-2　蚀刻后的牙釉质呈白垩色

【操作要点】

1. 当激光作用于组织，可能有能量的反射、吸收、穿透、散射。激光的生物学效应有光化学效应、热效应、光生物效应和机械效应。当激光被目标组织吸收时，能量转化为热量，从而切割组织。激光的主要作用是吸收发色团，即被黑色素、血红蛋白、水、羟基磷灰石所吸收。吸收的光热在靶组织中反应，温度升高，直到其膨胀/蒸发，并实现切口/切除。因此，当用激光操作时，光束的角度至关重要，正确的角度不仅可以保护下面的组织，而且可以防止尖端被反射的能量损坏。

2. 使用激光时必须非常小心。反射或散射的激光束可能会对未保护的皮肤和眼睛造成危害。在使用激光的全过程中，口腔诊疗单位、患者和其他观察者必须始终佩戴特定波长的防护眼镜。

【参考文献】

1. American Academy of Pediatric Dentistry. Policy on the Use of Lasers for Pediatric Dental Patients. The Reference Manual of Pediatric Dentistry, 2019-2020, 107-109.

2. CHEN Y, CHEN　X L, ZOU X L, et al. Efficacy of low-level laser therapy in pain management after root canal treatment or retreatment: a systematic review. Lasers in Medical Science. 2019, 34（7）: 1305-1316.

（周　　昕）

实验二十六　乳牙拔除术

乳牙拔除术（extraction of deciduous teeth）是对因为生理性替换以及不能保留的乳牙进行拔除的技术。客观上由于儿童对注射麻醉及牙拔除术恐惧程度高，因此应该严格把握乳牙拔除术的适应证，全面了解儿童的心理特征及生长发育特点，掌握儿童行为管理及疼痛控制方法，尽可能在保证无痛的前提下完成手术。对于在仅行口腔局部麻醉仍然恐惧无法配合的患儿可使用药物性行为管理方法。从技术层面说，由于儿童颌骨密度较低、乳牙牙体相对较小，乳牙拔除术相比于恒牙较为简单，但是由于需要拔除的乳牙牙体外形破坏不规则、牙根吸收情况变异大、部分乳牙牙根与继承恒牙关系密切，在器械选用、支点选择、用力方向上常需要综合考虑，此外对于牙槽窝处理和断根处理也需要慎重考虑。

【目的和要求】

通过本实验掌握乳牙拔除术的适应证、非适应证，掌握简单乳牙拔除术的基本特点及技术要点，了解复杂乳牙拔除术的基本方法。

【实验内容】

1. 学习乳牙拔除术的适应证与非适应证。
2. 学习简单乳牙拔除术的特点及基本操作方法。
3. 学习复杂乳牙拔除术的基本方法。

【实验用品】

1. 实验器械

（1）局麻药物注射器：用于装载局部麻醉药物。

（2）牙龈分离器：用于待拔除乳牙牙龈的分离。

（3）拔牙钳：用于牙冠相对完整的牙齿的钳夹拔除。

（4）牙挺：用于牙齿的松解或牙根的挺出。

（5）手术刀/刀片：用于切开暴露复杂乳牙或埋伏乳牙,常用 11 号或 12 号刀片。

（6）骨膜剥离器：用于切开后翻起黏骨膜瓣暴露术区。

（7）刮匙：用于牙拔除术后牙槽窝内牙骨碎片和肉芽组织的去除。

（8）冲洗针：用于牙拔除术后的冲洗。

（9）持针器、剪刀：用于牙拔除术后创面的缝合。

（10）涡轮手机：用于复杂牙齿的分块以及骨阻力的去除。

（11）仿头模：用于模拟门诊临床的口内操作。

2. 实验耗材

（1）局部麻醉药品：包括表面麻醉药物与浸润麻醉药物,分别用于黏膜和患牙的麻醉。

（2）局部消毒药品：用于术区消毒。

（3）棉签/棉球：用于蘸取消毒液消毒和术中清理术区。

（4）纱球：用于表面麻醉隔湿和术后压迫止血。

（5）吸唾管：用于术中辅助隔湿与清理术区液体。

【方法和步骤】

1. 学习乳牙拔除术的适应证与非适应证

（1）适应证

1）牙冠破坏严重,已形成残根、残冠且无法修复的乳牙。

2）近生理性替换时的露髓牙,乳牙牙根吸收 1/3 以上。

3）严重根尖周炎的乳牙,根尖及根分歧区骨质破坏范围广,炎症已涉及继承恒牙牙胚。

4）严重根尖周炎的乳牙,乳牙牙根因感染而吸收,乳牙松动明显。

5）严重根尖周炎的乳牙,乳牙根尖已露于牙龈外,导致局部黏膜发生创伤性溃疡。

6）乳牙因外伤无法保留。

7）有难以控制的全身感染的病灶牙。

8）因放疗、骨髓移植等特殊需要专科医师建议拔除的乳牙。

9）替换期的继承恒牙即将或已经萌出,乳牙松动短期内经过加强咀嚼刺激无法自行脱落。

10）继承恒牙错位萌出或萌出间隙不足,拔除乳牙有利于继承恒牙正常萌出者。

11）低位乳牙或埋伏阻生乳牙,影响继承恒牙萌出或使继承恒牙萌出位置异常。

12）因正畸治疗需要拔除。

13）额外牙以及不能保留的新生牙或诞生牙。

（2）非适应证

1）急性根尖周炎或慢性根尖周炎急性发作的患儿,由于局部炎症状态可能导致麻醉不足和感染扩散,可先行开髓或切开引流,待局部炎症消退后再手术。

2）牙齿替换基本完成后,正位萌出且有咀嚼功能的乳牙在继承恒牙胚缺失或继承恒牙由于阻生无法萌出者可考虑不拔除。

3）乳牙残根或残片与继承恒牙关系密切,拔除过程中难以避免继承恒牙损伤者,可暂不处理。

2. 简单乳牙拔除术操作步骤　简单乳牙拔除术主要适用于乳牙牙冠基本完整,能够通过牙钳顺利夹持并施力;或者乳牙残根残冠生物力学性质未发生过大改变,能够利用牙挺顺利挺出的牙。

（1）表面麻醉:注射区域以棉球清洁后隔湿,以表面麻醉药物置于待穿刺黏膜区域 30~60 秒,确保表面麻醉过程中局部干燥以保证麻醉效果。

（2）局部麻醉:碘伏局部消毒后,使用局部浸润麻醉或计算机程控下浸润麻醉。

（3）分离牙龈:麻药注射 2~5 分钟以后,以探针在患牙近远中颊舌侧检查患牙麻醉效果,握笔式握持牙龈分离器,自牙的近中或远中紧贴牙面插入龈沟,直达牙槽嵴顶,沿龈沟分离至牙的另一侧,先完成唇(颊)侧和舌侧,再分离邻面。

（4）牙钳拔牙:根据牙位和待拔除牙齿的外形,选取相应的牙钳钳夹患牙牙冠,牙钳尖端应在患牙牙颈部附近,并确保不影响根方继承恒牙,钳夹稳定后分别向唇/颊侧和舌/腭侧摇动,对上颌前牙和下颌前牙在牙齿有动度的前提下可配合小幅度旋转,待患牙松动后向阻力小的方向脱位。

（5）牙挺拔牙:对于牙冠大面积缺失,牙根吸收情况较为复杂的牙齿,拔除过程中应当使用与牙根形态匹配的牙挺,从牙齿近中或远中挺动患牙(避免伤及继承恒牙胚),待患牙松动后以牙钳或脉镊小心取出。

（6）牙槽窝清理:对于牙根吸收情况复杂、根尖炎性肉芽增生较为明显的患牙,拔牙后以棉球小心擦拭检查拔牙创,在确保继承恒牙胚不受影响的情况下尽量清理拔牙窝。

（7）局部止血:牙槽窝复位后视拔牙创具体情况选择止血方法,对于创伤小,拔牙窝出血风险小者可选择压迫止血,对于出血风险大的拔牙窝可借助止血材料帮助止血(如明胶海绵、再生氧化纤维素等)并配合局部缝合后压迫止血。

　　3. 复杂乳牙拔除术操作步骤　复杂乳牙拔除术主要应用于全部或部分埋伏的乳牙和牙体破坏严重或牙根吸收情况复杂无法用牙钳或牙挺拔除的乳牙(图 26-1)。

　　(1)表面麻醉:注射区域以棉球清洁后隔湿,以表面麻醉药物置于待穿刺黏膜区域 30~60 秒,确保表面麻醉过程中局部干燥以保证麻醉效果。

　　(2)局部麻醉:碘伏局部消毒后,使用局部浸润麻醉或计算机程控下浸润麻醉。

　　(3)切开翻瓣:麻药注射 2~5 分钟以后,以探针在手术设计切口近远中分别检查麻醉效果,麻醉起效后以握笔式手持手术刀,垂直骨面行软组织切口并确保全层切开直达骨面,切开后以骨膜剥离器自骨膜下方仔细翻开黏骨膜瓣(图 26-2)。

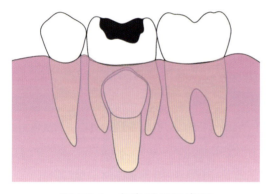

图 26-1　复杂乳牙示意图

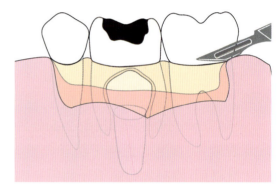

图 26-2　复杂乳牙翻瓣示意图

　　(4)涡轮机去骨、增隙:以涡轮机小心去除待拔牙齿冠方骨阻力,根据手术设计小心增隙,为后期牙挺等器械插入和施力提供空间与支点。

　　(5)涡轮机分牙:结合影像学检查将多根乳牙沿牙根分叉的位置分块形成单根牙,方便拔除(图 26-3)。

　　(6)牙齿的拔除:经过去骨、增隙和分牙后,根据牙齿外形、支点情况以及邻牙和继承恒牙的情况,选取牙钳或牙挺拔除乳牙(图 26-4,图 26-5)。

　　(7)牙槽窝清理:对于牙根吸收情况复杂、根尖炎性肉芽增生较为明显的患牙,拔牙后以棉球小心擦拭检查拔牙创,在确保继承恒牙胚不受影响的情况下尽量清理拔牙窝,理想情况下牙槽窝内应无残根及炎症肉芽组织,继承恒牙不受影响(图 26-6)。

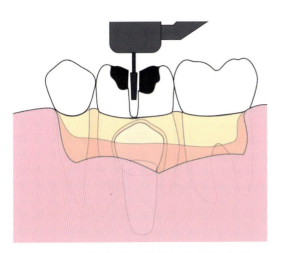

图 26-3　复杂乳牙涡轮机分牙示意图

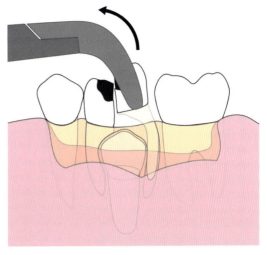

图 26-4　复杂乳牙分块后拔除远中牙根示意图

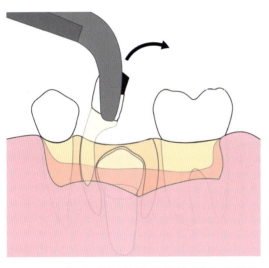

图 26-5　复杂乳牙分块后拔除近中牙根示意图

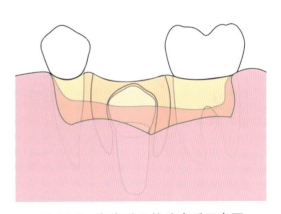

图 26-6　复杂乳牙拔除术后示意图

（8）局部止血：牙槽窝复位后视拔牙创具体情况选择止血方法，对于创伤小，拔牙窝出血风险小者可选择压迫止血，对于出血风险大的拔牙窝可借助止血材料帮助止血（如明胶海绵、再生氧化纤维素等），并配合局部缝合后压迫止血。

【注意事项】

1. 在乳牙拔除术施行之前，需要结合口内检查情况明确乳牙和继承恒牙的位置关系,特别是乳牙的牙根吸收情况,尽量避免术中发生牙根的折断,对于牙根吸收情况较为复杂的多根牙,为避免对继承恒牙的影响原则上需要以涡轮机将牙齿分块拔除。

2. 由于下颌前牙恒牙出龈多在乳牙舌侧,因此乳牙牙根吸收多呈现唇侧吸收少舌侧吸收多的情况,在拔除过程中若直接使用旋转力,发生牙根折断的风险高,因此对此类滞留乳牙需先向唇侧用力,待牙齿部分松动后再配合近远中方向小幅度旋转拔出可有效避免断根。

3. 对于拔除滞留乳牙前,继承恒牙萌出方向已经发生变化,或者拔牙间隙不足以容纳继承恒牙萌出的情况,拔牙后短期并不能改善恒牙的萌出方向,必要时可配合使用正畸手段干预。

4. 对于由于乳牙拔除术后引起的乳牙早失,应早期开始间隙管理。

5. 在牙根吸收情况较为复杂的乳牙拔除术中,为了避免对继承恒牙的影响,可能遗留部分牙根折片,应向患儿家长解释说明,观察或择期拔除。

6. 乳牙急性根尖周炎或慢性根尖周炎急性发作,伴有间隙感染症状者为了避免炎症扩散,应在炎症控制后再行拔除。

7. 术前应评估患儿是否能配合手术,必要时辅助其他药物性行为诱导方式。

【课堂/课后习题及讨论】

1. 用牙挺拔除乳牙过程中,发现支点不足且牙挺用力后出现邻牙动度,应该如何修改手术方案,在确定新方案时应该重点考虑哪些问题?

2. 在牙冠完整的滞留乳牙拔除术中,如何确定牙钳钳夹后用力的方向?

【参考文献】

1. 葛立宏. 儿童口腔医学. 5 版. 北京:人民卫生出版社,2020.
2. DEAN J A. McDonald and Avery's Dentistry for Child and Adolescent. 10th ed. St.lous： Mosby,2015.
3. JAMES R H. CONTEMPORARY ORAL and MAXILLOFACIAL SURGERY. 7th ed. Amsterdam：Elsevier,2019.

（王　了）

实验二十七　儿童口腔治疗中的
软组织修整术

一、口腔系带矫正术

口腔系带形态及附着异常可能对新生儿哺乳、儿童牙列发育、唇部外形、语音系统形成甚至心理造成影响。常见异常包括上唇系带异常（maxillary frenum anomalies）及舌系带过短（ankyloglossia）。

上唇系带起自上唇内侧前庭沟，经牙槽嵴，止于腭乳头，随儿童牙槽骨发育及牙齿萌出，上唇系带的附着逐渐向唇侧根方退缩。部分儿童上唇系带附着位置过低，位于牙槽嵴顶、上颌中切牙之间，可对牙齿的正常排列产生影响，部分儿童甚至影响唇部外形并可能导致上颌中切牙近中附着丧失。舌系带异常表现为形态过短或附着点前移，可能造成儿童舌不能自由运动，以致哺乳、进食以及语音等功能障碍。临床传统系带修整手术方法为横行切开纵行缝合法，面对一些特殊情况，可实施系带切除术或 Z 字形、V 字形、Y 字形成形术。其目的均为改善系带长度及附着组织活动度，以进一步改善临床症状。

【目的和要求】

掌握口腔系带形态异常形成的原因、诊断标准和治疗时机选择，了解口腔系带异常的常用治疗方法，通过实验中对 V-Y 成形术的学习理解口腔软组织长度增加的外科原理。

【实验内容】

1. 学习上唇系带及舌系带异常的临床表现。
2. 学习上唇系带矫正术与舌系带矫正术的适应证与非适应证。
3. 实验操作 V-Y 缝合术理解口腔软组织长度增加的外科原理。

【实验用品】

系带成形术(以 V-Y 皮瓣成形术作为实验练习),V-Y 成形术属于滑行皮瓣的一种,利用组织弹性,在切口后将皮瓣推进成形并缝合,可使皮肤长度增加,宽度缩小。帮助学生理解软组织长度增加的外科原理(图 27-1)。

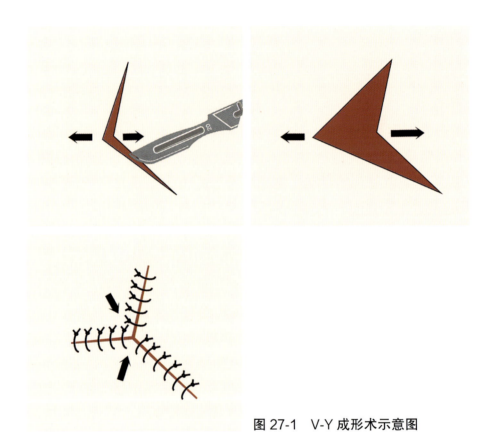

图 27-1　V-Y 成形术示意图

(1)实验器械

1)局麻药物注射器:用于装载局部麻醉药物用于待作切口部位的麻醉。

2)手术刀/刀片:用于切开皮肤表面及锐性分离,常用 11 号或 12 号刀片。

3)眼科剪:用于切开皮肤表面后钝性分离深层软组织。

4)持针器、剪刀:用于创面的缝合。

(2)实验耗材

1)局部麻醉药品:包括表面麻醉药物与浸润麻醉药物用于皮肤及黏膜的麻醉。

2）局部消毒药品:用于术区消毒。

3）棉签/棉球:用于蘸取消毒液消毒和术中清理术区。

4）纱球:用于表面麻醉隔湿和术后压迫止血。

5）橡皮片:用于术中模拟患者皮肤及软组织。

【方法和步骤】

1. 学习唇舌系带矫正术的适应证与非适应证

（1）适应证

1）患儿上颌恒中切牙甚至尖牙萌出后,上唇系带仍位于恒中切牙间,影响美观。

2）上唇系带过短引起微笑时白唇紧张、红唇外翻,严重影响患儿的容貌和心理。

3）过短的上唇系带与深在的上颌唇侧前庭沟间形成难以清洁的空间,导致食物滞留。

4）过短的上唇系带引起上颌中切牙近中附着水平降低,影响牙周健康。

5）矫治方案要求行上唇系带修整术。

6）过短的舌系带影响患儿进食,出现哺乳困难,表现为新生儿吸吮无力,消瘦。哺乳母亲乳头红肿发炎,哺乳时剧烈疼痛者,使用奶瓶可缓解。

7）患儿舌体不能正常上抬及前伸,舌体上抬高度严重受限,前伸时舌尖无法伸出或舌尖形态为深"W"形。

8）患儿进食、说话太快或时间太长后舌体出现明显的疼痛。

9）舌系带与下颌前牙反复摩擦引起创伤性溃疡迁延不愈。

10）患儿发卷舌音困难,经过规范的语音训练后无法改善。

（2）非适应证

1）患有全身系统性疾病不能耐受局麻手术,以及术后可能存在严重并发症。

2）乳牙列期发现上唇系带过短,且系带不影响矫治。

3）语音发育尚不稳定,未经过系统语音训练的舌系带过短。

2. V-Y 成形术操作步骤

（1）表面麻醉:注射区域以棉球清洁后隔湿,以表面麻醉药物置于待穿刺黏膜区域 30~60 秒,确保表面麻醉过程中局部干燥以保证麻醉效果。

（2）局部麻醉:碘伏局部消毒后,使用局部浸润麻醉或计算机程控下浸润麻醉。

（3）作 V 形切口：麻药注射 2~5 分钟以后在橡皮片上作 V 字形切口，作切口时应注意厚度保持在同一水平面上，不可高低不平。随后使用眼科剪钝性分离，将切口深度加深。

（4）切口成形：利用橡皮片的收缩性，使三角形切口顶端后退，在后退时注意操作轻巧，缓慢分离，防止橡皮片撕裂。

（5）局部止血：在皮瓣缝合前应充分止血，若软组织轻微渗血可采取棉球压迫止血的方式；若为血管损伤导致出血较多，应当适当行缝合结扎，避免术后出血。

（6）缝合：将成形好的橡皮片缝合为 Y 形，可采用单纯间断缝合，创缘应对位平整，缝合后创缘应略外翻。注意避免创面暴露而引起术后感染。

（7）冲洗：在缝合完毕后，应注意将局部冲洗干净，避免术后引起血肿而造成感染。

【注意事项】

1. 系带的发育是一个逐渐变化的过程，患儿早期系带常位于下颌牙槽嵴顶甚至唇侧，随着牙槽嵴高度的发育、牙齿的萌出以及舌部功能的加强逐渐后退，如果不引起严重的并发症（如新生儿期哺乳困难）不主张早期处理。

2. 患儿语音的形成是多因素共同作用的结果，系带在发音中所起作用很小，应积级引导患儿进行规范的语音评估及训练，明确治疗方案。

3. 系带矫正除常规手术治疗，还可使用激光治疗，详见本书实验二十五。

4. 术前应评估患儿是否能配合手术，必要时辅助其他药物性行为诱导方式。

二、牙龈成形术

儿童及青少年药物性牙龈肥大、牙龈纤维瘤病以及部分慢性龈炎导致局部纤维增生等疾病或病理状态常常产生牙龈形态异常。患者常无自觉症状，但任其发展可能影响患者咀嚼、美观、牙齿萌出。临床上常使用牙龈成形术恢复其牙龈的外观与生理功能。

牙龈成形术（gingivoplasty）是以手术方法切除增生肥大的牙龈并修整外形，使牙龈恢复其正常外形，进而保持牙龈的生理功能及美观。由于其为手术手段，需评估患儿的全身情况及术后配合情况，同时由于儿童口腔情况常随身体发育而变化，故手术时机也应慎重考虑。

【目的和要求】

了解儿童及青少年常见牙龈形态异常的病因,掌握牙龈成形术的适应证与非适应证,掌握牙龈成形术的基本手术原则与步骤。

【实验内容】

1. 学习儿童及青少年常见牙龈形态异常的病因。

2. 学习牙龈成形术的适应证与非适应证。

3. 以猪颌为实验对象学习牙龈成形术的手术原则与操作步骤。

【实验用品】

1. 实验器械

(1)局麻药物注射器:用于装载局部麻醉药物用于待处理部位麻醉。

(2)手术刀/刀片:用于切开黏膜,常用 11 号或 12 号刀片。

(3)骨膜剥离器:用于切开后翻起黏骨膜瓣。

(4)刮匙:用于牙龈成形术后局部肉芽组织的去除。

(5)冲洗针:用于牙龈成形术后的冲洗。

(6)持针器、剪刀:用于牙拔除术后创面的缝合。

2. 实验耗材

(1)局部麻醉药品:包括表面麻醉药物与浸润麻醉药物分别用于黏膜和患牙的麻醉。

(2)局部消毒药品:用于术区消毒。

(3)棉签/棉球:用于蘸取消毒液消毒和术中清理术区。

(4)纱球:用于表面麻醉隔湿和术后压迫止血。

(5)吸唾管:用于术中辅助隔湿与清理术区液体。

(6)牙周塞治剂:用于辅助牙龈成形术后止血。

(7)猪颌骨:用于模拟牙龈增生患者的牙龈状态。

【方法和步骤】

1. 学习牙龈成形术的适应证和非适应证

(1)适应证

1)药物性牙龈增生,通过调整用药及常规牙周治疗无法缓解。

2）牙龈纤维瘤病等系统性疾病患儿以及青春期激素水平变化的患儿,牙龈增生覆盖牙面,通过常规牙周治疗无法缓解。

3）口呼吸、牙列拥挤、不良修复体以及局部口腔卫生差引起的牙龈增生,通过常规牙周治疗无法缓解。

（2）非适应证

1）患有全身系统性疾病不能耐受局麻手术,以及术后可能存在严重并发症。

2）牙龈增生程度小,未引起附着水平变化,通过常规牙周治疗可控制。

2. 操作步骤

（1）表面麻醉:注射区域以棉球清洁后隔湿,以表面麻醉药物置于待穿刺黏膜区域 30~60 秒,确保表面麻醉过程中局部干燥以保证麻醉效果。

（2）局部麻醉:碘伏局部消毒后,使用局部浸润麻醉或计算机程控下浸润麻醉。

（3）切开黏膜:麻醉起效后（2~5 分钟）以尖刀片分别从猪颌骨下颌第一磨牙近中及远中沿龈沟切开,深达骨面。

（4）去除增生物:以骨膜剥离器分别沿切口向增生物方向分离软组织,以脉镊钳夹增生物并小心去除。

（5）清理术区:以小刮匙去除牙间多余结石及肉芽组织,仔细清理术区,压迫止血,对于部分创面较大者可借助牙周塞治剂、可吸收止血材料、电凝以及激光帮助止血。

【注意事项】

（1）对于系统性疾病或药物引起牙龈增生的患儿,应明确患儿全身情况是否稳定,是否能够耐受手术。

（2）对于牙周健康情况较差的患儿应定期牙周治疗并加强口腔卫生指导,并在手术开始前完成牙周治疗。

（3）由于牙龈增生常来源于牙周膜及根尖的上皮剩余,术后复发率高,应强调多次手术的可能性。

（4）除常规手术治疗,牙龈修整术还可使用激光治疗,详见本书实验二十五。

（5）术前应评估患儿是否能配合手术,必要时辅助其他药物性行为诱导方式。

【课堂/课后习题及讨论】

1. 舌系带成形术传统手术与激光在原理和方法上主要的区别是什么？

2. 牙龈成形术手术时机应考虑哪些因素？为防止疾病复发应注意哪些情况？

【参考文献】

1. American Academy on Pediatric Dentistry Council on Clinical A. Guideline on Management Considerations for Pediatric Oral Surgery and Oral Pathology. Pediatr Dent 2015;37:85-94.

2. MITTAL M,MURRAY A M,SANDLER P J. Maxillary labial fraenectomy:indications and technique. Dent Update 2011,38:159-162.

3. SEGAL L M,STEPHENSON R,DAWES M,et al. Prevalence,diagnosis,and treatment of ankyloglossia:methodologic review. Can Fam Physician 2007,53:1027-1033.

4. 张志愿. 口腔颌面外科学. 8 版. 北京:人民卫生出版社,2020.

（王　了）

实验二十八　儿童错𬌗畸形的检查与诊断

　　儿童错𬌗畸形的早期矫治是在儿童生长发育的早期阶段,一般指乳牙列期和替牙列期,对其已表现出的牙颌畸形、畸形趋势及可能导致牙颌畸形的病因进行的预防、阻断、矫治和引导治疗。早期矫治的目标是维护和创建口颌系统的正常生长发育环境,阻断造成牙颌畸形的不良干扰因素,建立有利于正常建𬌗的咬合功能环境与运动环境,改善不良的颌骨生长关系,以促进儿童颅面和心理健康的成长发育。为了实现这个目标,获得满意的治疗效果,对患者的全面诊断进而得到系统的问题列表是早期矫治成功的前提。

【目的和要求】

初步掌握临床上儿童错𬌗畸形的病史采集与检查方法。

【实验内容】

1. 面谈与病史采集。
2. 临床检查。
3. 辅助诊断资料的收集与评估。

【实验用品】

1. 实验器械

(1)一次性口腔检查盘:用于患者口内检查。

(2)铅笔,圆规,黄铜丝,直尺:用于模型测量。

(3)塑料板:用于模型测量。

2. 实验耗材

(1)儿童正畸病案资料表:用于记录检查结果。

(2)患者牙列石膏模型:用于模型测量。

(3)患者头侧位片与全景片:用于头影测量以及生长发育状态评估。

（4）头影测量记录表：用于记录头影测量结果。

【方法和步骤】

所有检查的资料都记录在儿童正畸病案资料表上。

1. 面谈与病史采集

（1）主诉：面谈的第一步就是了解患者的主诉以及对治疗的期望。学生可询问以下类似问题："你来找我主要想解决什么问题？""你想要获得什么样的变化"，以此来获取患者的主诉。

（2）病史：病史的采集包括家族史与既往史。

1）家族史：询问患儿的父母及兄弟姐妹是否有相似的错𬌗畸形表现。

2）既往史：询问患儿家长：患儿是否有全身性的系统疾病；患儿是否有长期服药的病史；是否有过敏史，特别是乳胶与镍钛的过敏史以及其他口腔科治疗史。

（3）生长与心理成熟状态：对于儿童与青少年错𬌗畸形患者，患儿的生长发育状态是进行综合诊断的重要因素。记录下患儿的身高体重，也可通过询问以下类似问题"孩子最近身高变化快吗""孩子最近衣服尺码有明显的变化吗"，以及了解患儿是否有性成熟的迹象。同时也可以通过辅助诊断资料中的头颅侧位片来了解患儿的生长发育情况。心理状态主要通过交流了解患儿对于正畸治疗是否合作。

2. 临床检查　包括口外检查与口内检查。

（1）口外检查包括正貌检查，侧貌检查，口腔不良习惯以及功能检查。

1）正貌检查：包括正面型，对称性，下面高，唇齿位，颏位，正面微笑6项检查指标。实验者对应每项指标进行检查并记录。

正面型：正面观面部可以分为长面型，短面型与均面型。

对称性：通过正面观察，比较面中线左右两侧的软组织轮廓形态判断面部的对称性。

下面高：根据发际点，眉间点，鼻下点以及软组织颏点将面部在垂直向上分为三个部分。在正常和谐的面部比例中，这三个部分应该是相等的。检查者由此来判断患者的下面高情况（图28-1）。

唇齿位：主要观察是否有唇齿关系异常，唇闭合不全以及下唇外翻等情况。

颏位：检查患者颏部是否有左右的偏斜。

正面微笑：微笑状态下，检查患者是否有𬌗平面偏斜，是否有露龈微笑。

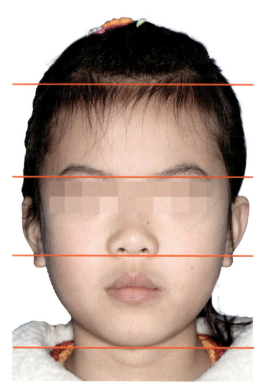

图 28-1　面部三等分

2）侧貌检查：包括侧面型，鼻唇角，唇位，颏唇沟，颏位，下颌角 6 项检查指标，实验者对应每项指标进行检查并记录。

侧面型：根据软组织额点，鼻底点与颏点三点的连线，判断患者的侧面为直面型，凹面型，还是凸面型（图 28-2）。

口腔不良习惯：包括伸舌吞咽，吮指，咬物，咬唇，吮颊，口呼吸等，实验者对应每项指标进行检查并记录。

功能检查：包括发音与咀嚼，主要检查患儿是否有特殊音发音不畅以及是否有偏侧咀嚼。

（2）口内检查：包括口腔软硬组织，牙列的检查。

口腔软硬组织：软组织主要检查牙龈，系带，软腭以及舌体与扁桃体等；硬组织主要为颞下颌关节。

牙列检查：包括口内牙列情况，乳恒牙替换障碍，牙列问题，牙体问题以及咬合障碍，如果发现相关问题应在检查表的牙列式上标记；同时还应将咬合检查中关于对称性、间隙、牙轴、中线以及磨牙关系等做完整描述。

3. 辅助诊断资料的分析　辅助诊断资料的分析包括模型分析与头影测量。

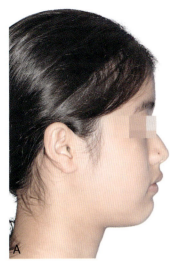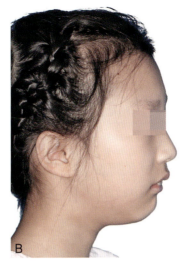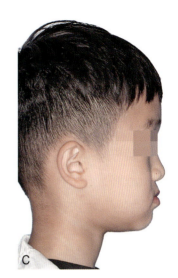

图 28-2　侧面型
A. 直面型　　B. 凸面型　　C. 凹面型

（1）模型分析：通过口内检查想要确定患者的咬合问题有一定的困难或遗漏，但是通过模型可以从三维方向上直观地检查出患者的咬合问题。模型分析主要包括对称性、间隙分析、磨牙关系、中线以及 Spee 曲线等。

对称性的测量：采用铅笔在模型腭中缝上画出中线，用分规测量双侧同名牙至中线间的宽度，则可了解牙弓左右侧是否对称。

间隙分析：间隙分析是对牙列拥挤程度的定量评价，儿童与青少年处于替牙列期，由于有些恒牙尚未萌出，所以需要通过 X 线片预测法或用 Moyers 的预测表法来预估牙弓应有长度。而牙弓现有长度则可采用黄铜丝法或分段测量法进行测量。

X 线片预测法：利用在 X 线片上，乳牙放大率与恒牙牙胚放大率一致的原理，通过分别测量模型上乳牙的宽度，X 线片上乳牙与恒牙牙胚的宽度，再通过等比例数学计算预测出恒牙萌出后的实际宽度。

Moyers 预测法：Moyers 发现下颌切牙牙冠宽度综合与尖牙和前磨牙宽度总和成正相关，因此可以用切牙牙冠宽度总和来预测上下颌尖牙与前磨牙的宽度总和，但由于个体差异明显，因此该方法具有一定的误差。

磨牙关系：根据 Angle 医师的安氏分类法，以上颌第一磨牙的近中颊尖与下颌第一磨牙的近中颊沟的位置关系来判断磨牙关系为中性，远中还是近中。

中线：将模型咬合至正中关系位，从正面观察上下颌中线是否对齐。

Spee 曲线：测量时可以将塑料板的前方置于下颌切牙切缘上，后方放于磨牙的牙尖上。测量下颌殆曲线最低点到塑料板的距离,即为 Spee 曲线的深度。

（2）头影测量:X 线头影测量主要是测量 X 线头颅定位照相所得的影像,对牙颌、颅面各标志点描绘出一定的线角进行测量分析,从而了解牙颌、颅面软硬组织的结构。在实验过程可以采用透明硫酸纸描记的方法,也可以采用头影测量软件进行定点测量。头影测量的结果应总结为颌骨、牙及牙槽、软组织三个方面的结果填写于检查诊断表上。

最终完成的检查诊断表格将系统性的记录下患儿存在的错殆问题。是医师制订治疗计划的必要参考。

【操作要点】

1. 口内检查的过程中,需动作轻柔,以免引起患儿的不配合。
2. 检查记录应遵循一定的顺序,避免遗漏。

【课堂/课后习题及讨论】

1. 儿童错殆畸形的口外检查包括哪些方面的内容?
2. 替牙列的模型测量,未萌出的恒牙可以通过哪些方法进行其宽度的预测?

【参考文献】

1. 葛立宏. 儿童口腔医学. 5 版. 北京:人民卫生出版社,2020.
2. 赵志河. 口腔正畸学. 7 版. 北京:人民卫生出版社,2020.
3. DEAN J A. McDonald and Avery's Dentistry for Child and Adolescent. 10th ed. St.lous:Mosby,2015.
4. ALIAKBAR BAHREMAN. Early-age Orthodontic Treatment. Hanover Park:Quintessence Publishing Co,Inc,2013.

（舒　睿）

实验二十九 儿童早期矫治印模制取及模型分析

印模制取是儿童早期矫治中必不可少的项目,临床中常用藻酸盐印模材料来制取患儿口腔印模,再灌注硬石膏或普通白石膏制作平行模型,模型依据用途可分为记存模型和工作模型。

记存模型是错𬌗畸形早期矫治中不可缺少的记录资料,常用更为耐磨的硬石膏或超硬石膏灌制,要求模型准确、清晰,应包括牙齿、基骨、上颌结节、下颌磨牙后垫、移行皱襞、腭盖、唇颊系带等部位。其目的主要是用来研究错𬌗形成的因素、机制,协助诊断和确定矫治方案以及观察矫治前后变化,能更直观地反映牙齿、牙弓、基骨、腭盖形态和前后牙咬合情况,所以在儿童早期矫治治疗前、阶段治疗结束后、二期治疗前以及矫治结束后均应制取记存模型作为重要临床资料。

工作模型用于模型测量和制作各类儿童错𬌗畸形的活动、固位及功能矫治器,常用普通白石膏或硬石膏灌制,要求模型准确、清晰、无气泡、未脱模或变形,尤其是上颌结节、下颌磨牙后垫、腭盖、前庭沟、黏膜移行等处,以便进行充分缓冲,保证矫治器的贴合同时尽量减少临床矫治器试戴的调磨时间。

早期矫治涉及的模型分析主要包括对于牙齿及咬合情况进一步观察、牙弓形态的测量分析、牙列拥挤度或间隙分析,乳牙列和替牙列期一般不涉及牙齿大小协调性分析或诊断性排牙试验。

【目的和要求】

通过示教及实习操作,掌握临床上儿童早期矫治印模的制作过程、方法及特殊要求等。初步掌握儿童早期矫治模型分析的项目和方法。

【实验内容】

1. 临床示教儿童口腔记存模型的取模、灌注和修整过程。

2. 学生相互取模,独立完成记存模型制作。

3. 示教模型的测量和分析过程。

4. 学生完成一个儿童早期矫治错𬌗模型的测量,并进行分析。

【实验用品】

检查器械、托盘、印模材料、石膏调拌刀、模型修整机、成品橡皮托、分规、直尺或三角尺、网格透明板、铜丝、石膏、红铅笔、铅笔。

【方法和步骤】

1. 儿童早期矫治印模制取　模型要求包括牙、牙槽、移行皱褶、唇颊系带和腭盖等解剖特征。要准确、清晰和清洁,以便作为具法律效力的记录。模型修整后,无论位置如何,均能反映在口腔的𬌗接触情况等。

（1）操作前准备

1）取得患儿合作:因儿童早期矫治患儿多为儿童,故而应首先与患儿及家长进行充分沟通,取得患儿合作及家长配合,尽量一次就取模成功。

2）调整椅位:对年龄较大且配合度高的的患儿可在牙椅上进行操作,使患儿的𬌗平面与地面平行,高度应使患儿的口唇与医师手臂高低一致。而对于乳牙列的低龄患儿,可在带靠背的儿童椅子上进行,仍需达到医师手臂和患者口唇高度一致。

（2）清洁口腔和托盘的选择:嘱患儿用清水含漱,如口腔卫生不佳,需进行刷牙。然后按照患儿牙弓大小与形态,选择一副形态合适的有孔的平底托盘,有时为了防止印模滑脱,可在托盘边缘贴白胶带,托盘与牙弓内外侧间应3~4mm间隙（图29-1）。

（3）制取下颌印模:取适量藻酸盐印模材料和水调拌均匀后放在托盘内,印模材料不宜过多。取印模时最好从下颌开始,因为取下颌印模时,一般印模材料不至流向咽部而引起恶心或呕吐,使患儿放心和习惯。操作时,医师站在患儿的右前方,右手持盛满印模材料的托盘,左手持口镜牵拉患儿一侧口角,用旋转方式将托盘放入口内,同时令患儿将舌尖稍向上后抬起,取出口镜后,托盘后柄正对面部中线,轻轻加压使托盘就位。用右手示指、中指保持在下颌前磨牙区使托盘稳定不动,待印模材料凝固后取出。（图29-2）。

（4）制取上颌印模:用同样方法取上颌印模时,医师站在患儿右后侧,取模时如患儿有恶心等不适感,嘱患儿呵气、双肩放松、头微向前伸和低头。印模完成取出后,检查印模是否清晰,伸展是否足够等（图29-3）。

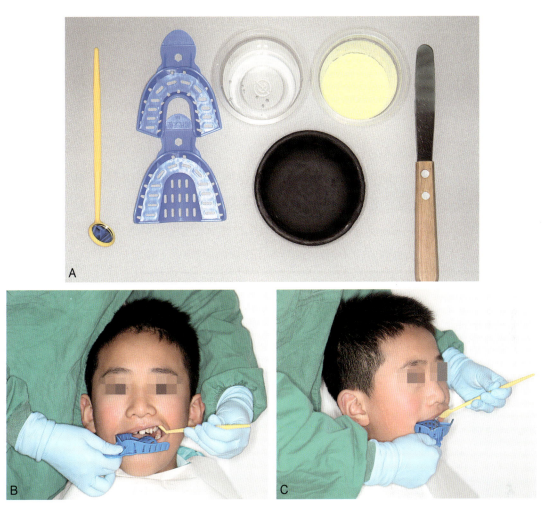

图 29-1　托盘的选择

A. 准备印模制取材料及工具　B、C. 调试选择托盘

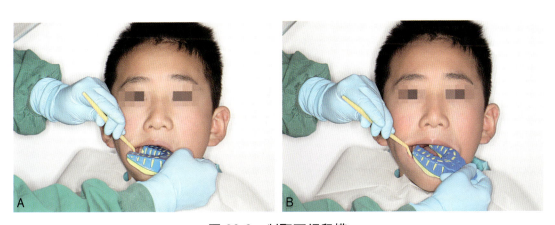

图 29-2　制取下颌印模

A、B. 牵拉一侧口角，旋转放入下颌托盘

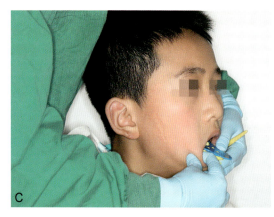

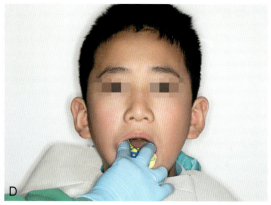

图 29-2（续）

C. 调整唇舌系带　　D. 保持托盘稳定至印模材料凝固

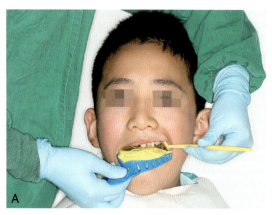

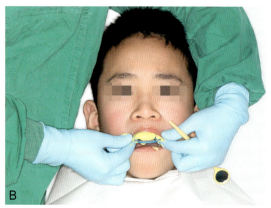

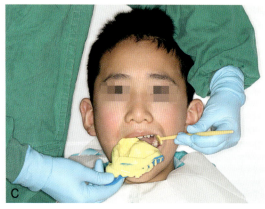

图 29-3　制取上颌印模

A. 旋转放入上颌托盘　　B. 调整唇颊系带

C. 待印模材料凝固后旋转取出

（5）检查印模是否脱模,牙列是否取完整,前庭沟系带等缓冲是否充分,是否存在较大的气泡等（图 29-4）。

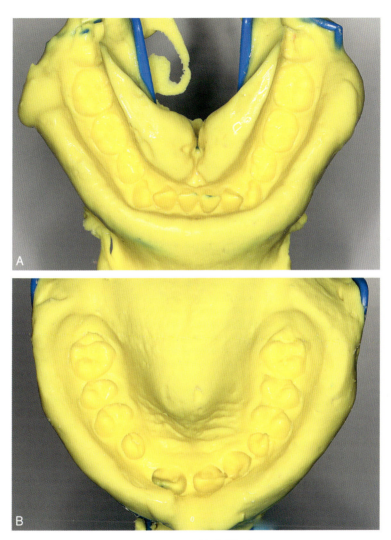

图 29-4　检查模型
A. 检查下颌模型　B. 检查上颌模型

（6）灌注模型:灌注模型初始,在盛有适量水的橡皮碗中,缓缓加入石膏,比例约为 1:2,用石膏调刀调拌均匀,通过振盘,使石膏缓慢的沿印模边缘流入,自底部逐渐充满牙齿,继续灌注石膏直至填满全部牙齿到前庭转折处,整个印模灌满后,将多余的石膏堆于玻璃板上,将印模翻转置于堆积的石膏上,用手轻轻加压,使托盘底与玻璃板平行,托盘底面距玻璃板 30cm,修整周围多余的石膏。模型静置半小时后,使模型和印模分离。

（7）记存模型修整应在模型干燥后进行,通常有模型修整机法和成品橡皮托形成法两种。

1）模型修整机法:修整前要核对模型的咬合关系,制取蜡咬合记录,在两侧上第一恒磨牙近中颊尖垂直划线至下颌牙以确定咬合关系。

① 修整上颌模型底面:使其与𬌗平面平行,模型座的厚度约为尖牙牙尖到前庭沟底总高度的 1/2。

② 修整上颌模型座的后壁:使其与模型座的底面及牙弓的正中线相垂直,距离最后一个牙远中约 1/2 牙冠宽度。

③ 修整上颌模型的侧壁,使其与前磨牙和磨牙的颊尖平行。

④ 修整上颌模型的前壁,使呈尖形。其尖应对准上颌模型的中线。

⑤ 完成上颌模型座的修整,将上颌模型座的后壁与两侧所形成的夹角磨去,使其形成一短段夹壁,并与原来夹角的平分线成垂直关系。

⑥ 修整下颌模型底面与后壁,将上下颌模型按照咬合关系叠合,使下颌模型座的后壁与上颌的在同一平面上,其底面与上颌模型的底面平行,上下颌模型叠合的总高度约等于上颌模型高度的两倍。

⑦ 以上颌模型为基准。修整下颌模型座的侧壁和夹壁,使之与上颌模型一致。

⑧ 修整下颌模型座的前壁,使其成弧形,与牙弓前部一致。

⑨ 在修整完成的记存模型上标清中线、咬合关系、患儿姓名、性别、年龄、取模日期、记存编号等。

2）成品橡皮托形成法

① 选择大小合适的橡皮托,把上、下颌模型在石膏打磨机上修整,使模型的底部略大于𬌗方,模型的长宽要比橡皮托稍小,模型的厚度应使上下颌模型前庭处于与橡皮托同等高度。再将模型放入冷水中浸泡。

② 首先把上颌橡皮托置于垂直板的底部平板上,后壁紧贴垂直板的后壁,使橡皮托的中线与垂直板的中线相一致。

③ 调拌适量的石膏倒入上颌橡皮托内,振荡,把已浸泡过的上颌模型置于托内。轻轻加压,使模型𬌗平面与橡皮托底部平行。前庭沟约与橡皮托边缘平齐,前牙中线与橡皮托中线对齐。

④ 雕刻刀按橡皮托边缘形态修整模型,削去多余的石膏,用排笔刷平使其光滑,前庭沟及牙龈上附着的石膏应清除,以免影响模型的准确性及美观性。

⑤用同样的方法灌制下颌模型,在上颌石膏凝固前,把上颌模型及橡皮托按正中𬌗关系与下颌模型对𬌗,调整下颌的位置,使上一橡皮托中线对齐,且与后壁中线寸齐,上下颌橡皮托后壁及两侧壁也要一致。

⑥待石膏完全凝固以后,将石膏模型与橡皮托分离。

⑦在记存模型后壁用铅笔写上患儿的姓名、年龄、取模日期及病历号等。

2. 儿童早期矫治模型分析

(1)一般项目分析:结合临床检查从模型上进一步观察牙齿的萌出替换、大小、形状、位置、数目和排列情况、有无龋坏和牙体缺损,每个牙齿牙轴近远中向和唇舌向倾斜度、前牙覆𬌗覆盖、尖磨牙关系、上下牙齿咬合接触情况、中线关系、上下牙弓形态以及是否协调等。

(2)牙弓的测量分析

1)牙弓形态:进一步观察牙弓是尖圆形、卵圆形还是方圆形,上下牙弓形态是否协调,牙弓狭窄部位集中在牙弓前段、中段、后段还是整体狭窄。

2)牙弓对称性:先在上颌模型上用铅笔沿腭中缝画出中线,用分规测量双侧同名牙至中线间的宽度,则可了解牙弓左右侧是否对称;通过上颌结节最远端做与腭中缝垂直平面,测量牙弓左右侧同名牙到上颌结节平面的距离,判断双侧同名牙前、后向是否在同一平面上;也可用对称图或透明坐标板进行测量。

3)牙弓宽度测量:一般测量牙弓3个部位的宽度,即牙弓前段宽度(左右侧乳/尖牙牙尖间宽度);牙弓中段宽度(左右侧第一乳磨牙/第一前磨牙中央窝间的宽度);牙弓后段宽度(第一磨牙中央窝间的宽度)。

4)牙弓长度测量:指由中切牙间的标志点至牙弓左右对称的标志点连线的垂直距离,也称为牙弓深度。临床讨论儿童牙弓长度发育异常时,多指的是12岁前儿童错𬌗畸形、第一磨牙前的牙弓前、中、后段的长度变短或变长。而对于12岁后恒牙列初期牙弓长度异常的儿童,测量时应该区分第一磨牙前的牙弓长度及第一磨牙后段牙弓长度。

5)𬌗曲线的曲度:测量双侧下颌牙弓矢状𬌗曲线(Spee 曲线)曲度的方法为:将直尺放置在下颌切牙切端与最后一个磨牙的牙尖上,测量牙弓𬌗面最低点至直尺的距离,分别测量左侧和右侧,所得数相加除以 2 再加 0.5mm 即为整平牙弓或改正𬌗曲线所需的间隙。每整平 1mm 曲度,大约需要 1mm 间隙,过大 Spee 曲线常伴有下颌后牙近中倾斜。从模型上观察横𬌗曲线曲度和方向是否异常,曲线加大提示上颌磨牙存在代偿性颊倾;若曲线凹向上,说明后牙舌向倾斜。

6）腭盖高度的测量:通过上颌第一磨牙中央窝连线的中点到腭盖表面的垂直距离。

（3）拥挤度分析:是对牙列拥挤程度的评价。

1）牙弓应有长度:即牙弓内各牙齿牙冠宽度的总和。恒牙列期牙冠宽度可用分规或游标卡尺测量每个牙冠的最大径。替牙列期常需估计未萌出恒牙牙冠宽度,可用 Moyers 预测法,即利用切牙牙冠宽度总和与尖牙和前磨牙宽度总和的系数关系进行预测,比对表格得到数据,75% 概率值最常用。

2）牙弓现有长度:即牙弓整体弧形长度。应用直径 0.5mm 的黄铜丝一根,一般从下颌第一磨牙近中接触点沿下颌前磨牙颊尖、下颌尖牙牙尖经过正常排列的下颌切牙切缘到对侧下颌第一磨牙近中接触点。对于混合牙列由于替牙间隙的存在,磨牙关系进行调整可能导致可利用间隙发生变化,在进行下牙弓可利用间隙分析时,应将现有牙弓弧度减去磨牙向前移动的距离即为实际可用间隙。

3）牙弓拥挤程度分析:牙弓应有长度与牙弓现有长度之差或必需间隙与可用间隙之差,即为牙弓拥挤度。

【操作要点】

1. 对于家长矫治意愿强烈但患儿配合度差时,尽量在行为引导后一次性取模成功;若取模失败,建议跟家长充分沟通后择期矫治,不要强行取模。

2. 若患儿口内存在大量龋齿、残冠、残根等牙体疾病,需在全部治疗完成后方可制取印模。

3. 对于牙齿缺失较多、错𬌗畸形复杂的患儿,通常应在模型制取后同步进行颌位关系转移。

【课堂/课后习题及讨论】

1. 通过模型的牙弓水平向和前后向对称性分析可以有哪些临床提示?

2. 腭盖高拱作为上牙弓狭窄的主要特征,可能提示患儿存在哪些不良习惯?

【参考文献】

1. WILLIAM R P,HENRY W F,BRENT E L,et al. Contemporary Orthodontics. 6th ed. Amsterdam:

Mosby Elsevier,2018.

2. 李小兵. 中国儿童错𬌗畸形早期矫治专家共识及病例解析. 成都:四川大学出版社,2022.

3. KI B K. Orthodontics:current principles and techniques.6th ed. Amsterdam:Mosby Elsevier,2018.

（苏晓霞）

实验三十　儿童早期矫治中的数字化印模技术

【目的和要求】

通过本实验了解口内数字印模设备的基本操作和适应证选择,掌握儿童早期矫治中需要的口内数字印模技术。

【实验内容】

1. 认识口内数字印模设备的组成以及相应的系统功能。
2. 数字化印模技术的讲解和操作。

【实验用品】

1. 实验器材

（1）口内数字印模设备。
（2）口腔综合治疗椅。
（3）口腔综合治疗台。
（4）医师座椅、护士座椅。

2. 实验耗材

（1）一次性开口器。
（2）一次性扫描头。
（3）口腔综合治疗盘（包括一次性口镜、探针、镊子）。
（4）治疗铺巾。
（5）常用器械（包括三用枪、弯盘、纱球、吸唾管、口杯等）。

【方法和步骤】

1. 口内数字印模设备的组成以及相应的系统功能　口内数字印模设备可记录口腔内硬组织及软组织形态,并对口腔内的各种结构产生精确的三维印模。

通常由扫描模块、中央处理模块和制造模块组成,其中扫描模块包含摄像头、红外扫描仪或者同等类型的传感器,中央处理模块包含计算机软件和硬件。

2. 数字化印模的制取及操作步骤　首先需要清洁牙面,吸唾,隔湿。

（1）上颌数字化印模的制取

1）从上颌 B 区最后一颗牙位开始扫描,先从𬌗面开始,直到对侧 A 区最后一颗牙位。

2）从该侧最后一颗牙位的舌侧往回扫描到对侧,与𬌗面相连续。

3）再从舌侧缓缓转入到唇颊侧,直到扫描完成。

4）检查是否需要补扫。

（2）下颌数字化印模的制取

1）从下颌 D 区最后一颗牙位开始扫描,先从𬌗面开始,直到对侧 C 区最后一颗牙位。

2）从该侧最后一颗牙位的舌侧往回扫描到对侧,与𬌗面相连续。

3）再从舌侧缓缓转入到唇颊侧,直到扫描完成。

4）检查是否需要补扫。

（3）咬合面数字化印模的制取:嘱检查者紧咬牙,上下颌自动对齐,检查咬合是否正常,再制取咬合面的数字化印模。

【注意事项】

1. 扫描前将保护头更换成扫描头。

2. 扫描时充分清理牙面,必要时可洁牙,边缘不清晰时排龈,尽量隔湿吹干待扫描部位,可使用口镜辅助,尽量避开唇、颊、舌部的干扰。

3. 牙弓扫描完成后,在扫咬合之前将扫得的多余软组织去掉。

（周陈晨）

实验三十一 缺隙保持器的制作与应用

牙列的形成是有序发生的一系列过程,经过乳牙列,替牙列,恒牙列的变更,最终形成平衡、功能、稳定的咬合系统。在牙列形成过程的乳牙列或替牙列阶段,由于遗传或环境因素的影响,乳牙因大面积龋坏,异位萌出,牙外伤等原因发生过早脱落或缺失。相邻牙齿由于失去邻间接触可能发生向缺牙区的漂移,导致间隙丧失,从而引起后继恒牙的萌出困难,引发咬合问题。在这种情况下,需对患儿的咬合进行仔细分析,以评估是否需要维持缺牙间隙。

当经过综合分析,需要进行间隙维持的患者,医师会制作并给患者佩戴缺隙保持器进行治疗。一个设计与制作良好的缺隙保持器应该具备一些共同的特点:①能够有效维持缺牙间隙;②对口腔软组织无明显刺激;③与对颌牙无明显殆干扰;④不妨碍牙及牙槽高度、宽度的发育;⑤能够提供一定的咀嚼功能;⑥有承受一定生理性力的强度;⑦利于口腔卫生维护。

缺隙保持的适应证:

1. 缺牙后间隙足够后继恒牙萌出且后继恒牙 6 个月内不会萌出,X 线片上可见恒牙牙根形成不足 1/2 者。

2. 间隙已经减少,不足以后继恒牙萌出,但间隙分析表示整体牙弓长度足够者。

3. 后继恒牙先天缺失,但咬合关系良好,需维持间隙以便后期修复者。

4. 牙齿先天缺失导致牙弓狭窄或牙弓长度异常,需要维持间隙以便协调上下弓形者。

5. 一侧或双侧多颗乳磨牙缺失,影响咀嚼功能者。

缺隙保持的非适应证:

1. 间隙严重丧失,后继恒牙萌出空间不足者。

2. 后继恒牙萌出空间足够,经正畸医师综合分析,需要后期拔牙矫治者。

3. 后继恒牙先天缺失,间隙分析显示需要关闭缺牙间隙者。

4. 后继恒牙 6 个月内将萌出者。

临床上常用的间隙维持器有以下几种：

1. 丝圈式固定缺隙保持器。

2. 下颌固定舌弓。

3. 上颌 Nance 弓。

4. 上颌横腭杆。

5. 可摘义齿式缺隙保持器。

本实验将以下颌舌弓缺隙保持器为例,详细介绍其制作过程。

【目的和要求】

1. 掌握缺隙保持器的种类与适应证。

2. 掌握舌弓缺隙保持器的制作流程。

【实验用品】

1. 实验器械

（1）一次性口腔检查盘:用于患者的口腔检查,取模,试戴带环。

（2）分牙钳。

（3）带环就位器。

（4）带环推压器。

（5）带环脱位钳

（6）梯形钳。

（7）弓丝刻断钳。

（8）迷你焊枪。

（9）打磨机与打磨器具。

2. 实验耗材

（1）预成形的磨牙不锈钢带环。

（2）藻酸盐印模材料。

（3）分牙橡皮圈。

（4）直径 0.036inch（1inch≈2.54cm）的不锈钢圆丝。

（5）焊媒,焊金等焊接耗材。

【方法和步骤】

1. 分牙与试戴带环　若邻牙之间的接触点很紧密,在试戴带环前需要进行分牙,将需要粘接带环的基牙与邻牙分开以便带环更好的就位。临床上常用的分牙方式有两种:

（1）分牙橡皮圈法:使用分牙钳将分牙橡皮圈扩大后,在基牙与邻牙之间将橡皮圈从𬌗方向龈方加力,使之进入并通过邻面接触点。如果遇见特别紧密的邻面接触点,可以用两根牙线穿过分牙圈形成环状,其中一个环穿过邻接点。从颊侧和舌侧握持住牙线,将分牙圈拉到接触点处,拉住牙线向龈方垂直向用力,可将分牙橡皮圈一侧穿过邻接点完成分牙。分牙橡皮圈需在口内保持 3~5 天才能获得充分的分牙间隙。分牙橡皮圈可以用刮器或小型挖匙取出。

（2）铜丝分牙法:此方法与橡皮圈法原理类似,操作者用持针器夹住一段 3cm 长的直径 0.02inch（1inch≈2.54cm）或者 0.025inch（1inch≈2.54cm）的软铜丝,将其一端从舌侧穿过接触点下方至颊侧。然后将铜丝的两段闭合,并用持针器将铜丝拧紧。将拧紧的铜丝末端剪短至只剩约 3mm 长并卷进龈方防止扎嘴。黄铜丝需在口内保持 3~5 天才能获得充分的分牙间隙。去除黄铜丝时,夹住拧紧的末端,拧松黄铜丝并剪断从颊侧取出。

试戴带环时选择合适的预成形的不锈钢带环,要求尽可能的贴合基牙。用拇指将带环压入基牙直至带环边缘露出只剩约 1mm;将带环就位器放置于牙齿近远中邻接处的带环合方,嘱患者咬带环就位器的手柄将剩余带环边缘压入龈方,直至带环完全就位;采用带环推压器顺在牙齿外形在带环不贴合处施加压力,使带环与牙齿完全贴合。采用三用喷枪头吹干并检查最终的形态和匹配度。

2. 制取工作模型　带环形态最终确认无误后,将带环就位于基牙上,采用藻酸盐印模材料在患者口内制取印模,取模过程中确保托盘和印模材料充分就位以获取精确的牙齿印模,印模材料冷却约 30 秒~1 分钟,然后取下托盘,检查牙列完整后灌注石膏模型。

3. 舌弓的弯制

（1）修整模型,去掉所有牙齿舌侧的石膏瘤,保证舌弓经过的部位平坦。

（2）在舌弓经过的部位事先描记上外形线。舌弓与每颗下颌前牙均为点接触（图 31-1）。

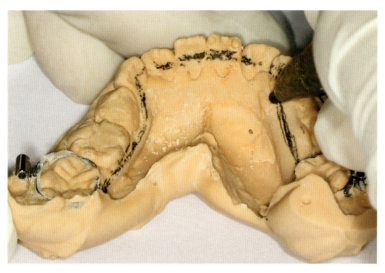

图 31-1　描记舌弓外形线

（3）舌弓弯制过程中，除非前牙舌侧不齐，尽可能少的使用钳子对钢丝进行弯折，使用手指形成平滑的弓形。

（4）首先用拇指将弓丝成形与牙列舌侧形态相似的弧形，将其与中切牙舌侧贴合后，依次往后进行修正，保证舌弓前段弧度与每颗前牙均有点接触（图 31-2）。

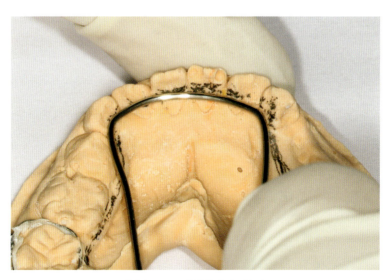

图 31-2　前牙弧度成形

（5）舌弓后段与基牙上带环舌侧贴合,调整舌弓后段,增加其与带环的接触面积。

4. 舌弓的焊接

（1）将装有带环的基牙舌尖掏出凹洞以方便焊接(图 31-3)。

（2）将舌弓前段用石蜡固定在下颌前牙的舌侧,固定位置尽量离焊接部位远一点,以免石蜡融化导致位置变异(图 31-4)。

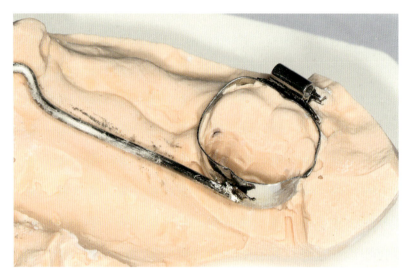

图 31-3　掏空基牙舌尖

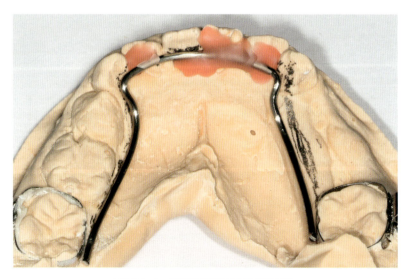

图 31-4　石蜡固定舌弓前牙段

（3）在舌弓与带环结合的部位涂上焊媒，使用焊枪与焊金将舌弓与带环焊接为一体（图31-5）。

（4）切断末端多余的钢丝，取下舌弓后将断端与焊接部位打磨光滑（图31-6）。

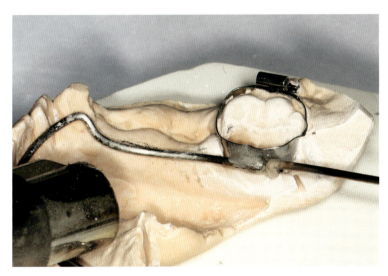

图 31-5　焊接舌弓与带环

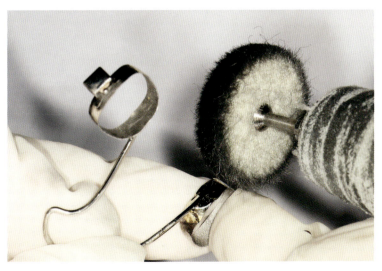

图 31-6　打磨抛光

【操作要点】

（1）制作好的缺隙保持器,戴入后需检查其与前牙段舌侧是否有均匀点接触,以保证良好的间隙保持效果。

（2）舌弓缺隙保持器,应当与对颌牙无咬合干扰。

【课堂/课后习题及讨论】

若下颌双侧第二乳磨牙缺失,采用双侧丝圈式缺隙保持器与舌弓缺隙保持器,其效果有无区别?

【参考文献】

1. 葛立宏. 儿童口腔医学. 5 版. 北京:人民卫生出版社,2020.
2. 赵志河. 口腔正畸学. 7 版. 北京:人民卫生出版社,2020.
3. DEAN J A. McDonald and Avery's Dentistry for Child and Adolescent. 10th ed. St.lous:Mosby,2015.
4. ALIAKBAR B. Early-age Orthodontic Treatment. Hanover Park:Quintessence Publishing Co,Inc,2013.

（舒　睿）

实验三十二　第一恒磨牙异位萌出的早期干预与管理

【临床相关技术背景】

(一)第一恒磨牙异位萌出概述

第一恒磨牙异位萌出是指第一恒磨牙萌出时嵌顿于相邻第二乳磨牙牙冠远中部分之下而不能正常萌出的现象。上颌第一恒磨牙异位萌出可能造成第二乳磨牙远中根病理性吸收,从而导致第二乳磨牙早失,第一恒磨牙近中萌出占据第二前磨牙萌出间隙,甚至导致错𬌗畸形的发生。因此早期发现及纠正上颌第一恒磨牙的异位萌出在替牙列初期尤为重要。

(二)第一恒磨牙异位萌出的诊断

典型的上颌第一恒磨牙异位萌出可在 X 线片中表现为上颌第一恒磨牙牙冠偏向近中,第二乳磨牙远中牙根远中面可见弧形吸收影像,第一恒磨牙的近中边缘嵴嵌于第二乳磨牙远中面近牙颈部的吸收区域,可造成第二乳磨牙远中根的部分或完全吸收,严重者波及腭根及近中根。口内可见上颌第一恒磨牙远中尖部分萌出,近中边缘嵴嵌顿于第二乳磨牙远中龈下,也有部分患儿上颌第一恒磨牙完全位于龈下(图 32-1)。

(三)第一恒磨牙异位萌出的早期干预

上颌第一恒磨牙不可逆性异位萌出常用采用以下方式予以治疗:

1. 被动治疗　对于第二乳磨牙已出现牙髓症状,松动度大于 1mm 的患者,拔除受累的第二乳磨牙,并使用远中导板或丝圈式等间隙保持器解决拔牙后可能出现的间隙丧失问题。对于第二乳磨牙远中根已完全吸收,近中根完好者,可采用第二乳磨牙截冠法,将第二乳磨牙的近中根及腭根进行根管治疗,截去远中

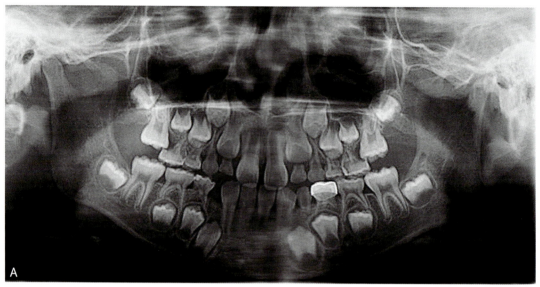

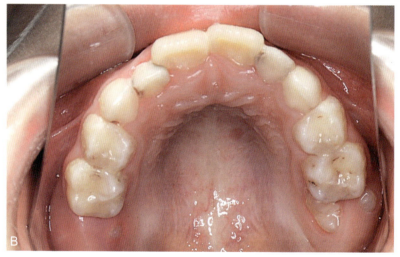

图 32-1　第一恒磨牙异位萌出
A. 影像学表现　B. 口内表现

根及造成锁结的部分牙冠,并修复牙冠外形,解除阻力以诱导上颌第一恒磨牙顺利萌出。拔除第二乳磨牙及截冠法均可使异位萌出的上颌第一恒磨牙顺利萌出,但这两种治疗方法均会产生一定程度的牙弓长度丧失,需要择期开展间隙(开展间隙详见"实验三十三　间隙扩展矫治器的制作与应用")。

2. 主动治疗　对于第二乳磨牙无松动度或松动度小于 1mm 的患者,可使用主动治疗治疗法远中移动第一恒磨牙使其脱离锁结,方法如下:

(1) 分牙法

适应证:第二乳磨牙与上颌第一恒磨牙间异位锁结不严重,第二乳磨牙牙根

吸收 <1.5mm 的患者。

当锁结不严重时,第一恒磨牙需要移动的量不大,可采用分牙法,在第二乳磨牙和上颌第一恒磨牙之间放置分牙装置,通过其产生推力,以解除第二乳磨牙及第一恒磨牙之间的锁结,恢复上颌第一恒磨牙正常萌出方向,可以使用铜丝分离、分牙圈或分牙簧分离。为避免患儿疼痛,安放上述装置时可能需要配合局部麻醉。由于分牙装置体积较小,应注意定期复查分牙装置的状态,避免患儿误吞误吸或分牙装置向根方滑脱造成牙周病变。

(2)矫治器牵引

适应证:第二乳磨牙及上颌第一恒磨牙锁结严重,第二乳磨牙牙根吸收 >1.5mm。

第一恒磨牙嵌顿入第二乳磨牙远中严重时,第一恒磨牙需要向远中移动的量更大,需要使用矫治器推上颌第一恒磨牙向远中。针对上颌第一恒磨牙异位萌出治疗的矫治器设计方法多样,目前临床使用的矫治器有 Halterman 矫治器、多圈式双侧带环式矫治器(改良式 Halterman 矫治器)、K-loop 矫治器、Kloehn 颈帽(口外牵引)、摆式矫治器及固定正畸弓丝、推簧以及一些活动矫治器等。

Halterman 矫治器(图 32-2)是一种利用第二乳磨牙为基牙制作带环焊接弯向远中的牵引钩牵引异位第一恒磨牙的装置。由于使用第二乳磨牙作为支抗,支持作用较小,第二乳磨牙可能发生倾斜、松动甚至脱落,还可能导致前牙唇倾,因此在前牙支抗不足时,可增加支抗牙数量,如采用多圈式双侧带环式矫治器(改良式 Halterman 矫治器)。

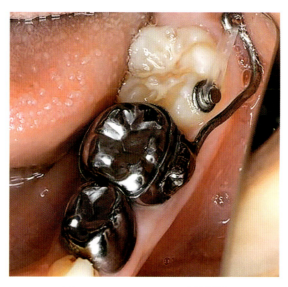

图 32-2　Halterman 矫治器

改良式 Halterman 矫治器使用双侧第一、第二乳磨牙粘接带环作为支抗,之间辅以横腭杆或腭托加强支抗,带环上还可向近中焊接金属丝粘接于乳尖牙与第一乳磨牙上以增加支抗牙数目,使用弹性橡皮链牵引上颌第一恒磨牙牙𬌗面托槽或舌钮向远中(图 32-3)。一般治疗上颌第一恒磨牙异位萌出时,舌钮粘接于𬌗面,治疗下颌第一恒磨牙异位萌出时舌钮粘接于第一恒磨牙的颊面。临床上该矫治器可灵活设计,如增加扩弓装置或带环上焊接托槽及颊面管,在纠正上颌第一恒磨牙异位萌出的同时扩大上颌牙弓或进行局部固定矫治。

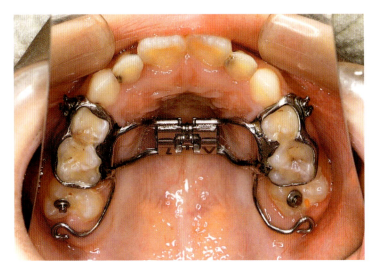

图 32-3　改良 Halterman 矫治器

【目的和要求】

通过本实验,了解第一恒磨牙异位萌出的概念、诊断、早期干预措施,并且熟悉 Halterman 矫治器的制作。

【实验内容】

1. 通过多媒体演示了解第一恒磨牙异位萌出的干预与管理。
2. 通过实验熟悉 Halterman 矫治器的制作。

【实验用品】

上颌模型,光带环或带环成形片,带环推子,0.8~0.9mm 不锈钢丝,T 型钳,日月钳,钢丝切断钳(图 32-4)。

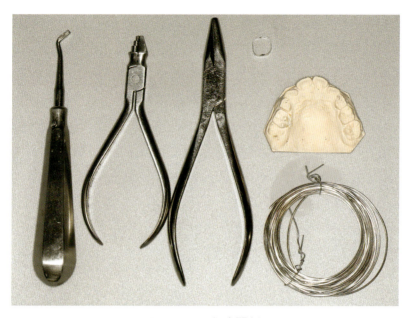

图 32-4　实验器材

【方法和步骤】

1. **模型制备**　临床上需在第二乳磨牙上提前试好带环,使用带环推子将带环形态贴合于第二乳磨牙后,制取藻酸盐印模。将带环就位于印模内相应位置后,制备石膏模型(图 32-5)。

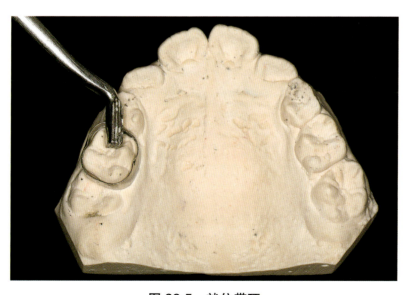

图 32-5　就位带环

实验课步骤:将带环修整后就位于第二乳磨牙上,使用带环推子将其形态贴合第二乳磨牙。如牙齿大小无合适成品带环,则需使用带环成形片模拟第二乳磨牙的形态,焊接后使用带环推子贴合形态后就位于牙齿上。

2. 钢丝弯制　使用 0.8~0.9mm 不锈钢丝弯制,形态从带环颊侧(下颌)或腭侧(上颌)沿第一恒磨牙龈缘下方向远中延伸,在第一恒磨牙远中 1~2mm 处向上形成一牵引钩,牵引钩的高度与异位第一恒磨牙粘接舌钮的高度一致,且不超过牙龈𬌗面高度以免影响咬合。注意牵引钩勿紧贴第一恒磨牙牙面,需要留出一定空间以便第一恒磨牙向远中移动。当异位萌出发生在上颌时,牵引钩弯制在磨牙腭侧,舌钮粘接于第一磨牙𬌗面;当异位萌出发生在下颌时,牵引钩弯制在磨牙颊侧,舌钮粘接于第一磨牙颊面(图 32-6)。

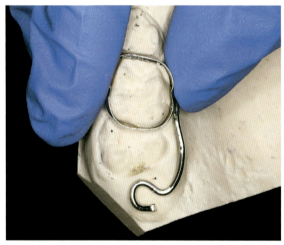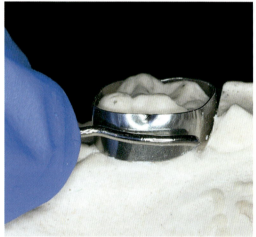

图 32-6　弯制牵引钩

3. 焊接　使用红蜡将不锈钢丝的远端与模型固定,焊接带环与钢丝,打磨抛光备用(图 32-7)。

4. 临床使用

(1)带环就位与检查:将带环在患者口内就位,调磨咬合高点,并注意带环不可在第二乳磨牙远中面向下延伸过多而干扰第一恒磨牙脱出锁结。

检查不锈钢丝的位置,钢丝不应压迫牙龈,并离开第一恒磨牙远中 1~2mm、嘱患者上下咬合,确保钢丝与对颌牙无早接触。

(2)粘接带环:清洁牙面,吹干,隔湿,玻璃离子粘接带环于第二乳磨牙上,刮去多余的粘接剂。

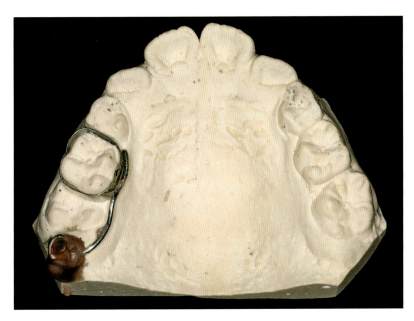

图 32-7　固定钢丝

（3）复诊加力:清洁第一恒磨牙牙面,吹干,隔湿,在第一恒磨牙暴露的牙尖最近中部分粘接舌钮。

使用链状橡皮链连接舌钮与牵引钩,一般为 40~60g 的轻力,每月复诊 1 次更换橡皮筋,直至第一恒磨牙脱离第二乳磨牙的锁结。

【课堂习题及讨论】

1. 第一恒磨牙异位萌出是否需要观察? 观察多久?
2. 针对不可逆性异位萌出,请发挥想象,设计除上述矫治器以外的矫治器。

【参考文献】

1. 李小兵. 中国儿童错𬌗畸形早期矫治专家共识及病例解析. 成都:四川大学出版社,2022.
2. 罗颂椒. 当代实用口腔正畸技术与理论. 北京:科学技术出版社,2010.
3. 陈扬熙. 口腔正畸学——基础、技术与临床. 北京:人民卫生出版社,2012.
4. WILLIAM R P,HENRY W F,BRENT E L,et al. Contemporary Orthodontics. 6th edition. Amsterdam:Mosby Elsevier,2018.
5. Ralph E. McDonald and David R. Dentistry for the child and adolescent. Avery St. Louis:The CV Mosby Company,5th ed. 1987.

（彭怡然）

实验三十三　间隙扩展矫治器的制作与应用

【临床相关技术背景】

乳磨牙早失如未及时行间隙维持,将造成乳磨牙间隙缩小甚至丧失、牙弓长度变短,导致侧方牙群替换障碍,从而发生侧方牙群拥挤甚至尖牙或前磨牙的阻生。轻中度的乳磨牙间隙丧失可采用间隙扩展矫治器扩展间隙,使牙弓长度恢复,促进恒牙列正常建𬌗。乳磨牙早失除造成第一恒磨牙近中倾斜或移动外,缺隙近中的牙齿也会向缺隙侧倾斜移动。如发生这种情况,在移动第一恒磨牙向远中的同时,也应恢复近中牙齿的正常轴倾度。

在儿童混合牙列期,应对患者进行充分的检查诊断及间隙分析,才能确定是否进行间隙扩展治疗。特别在制订推磨牙远中的治疗设计时,更应对儿童牙弓长度的生长发育进行预测,充分把握其适应证与治疗时机。矫治设计还要充分考虑推磨牙向后可能带来的磨牙伸长、磨牙远中倾斜、第二恒磨牙萌出空间不足及前牙支抗丧失对儿童面型所造成的影响,避免推磨牙向后造成前牙𬌗、下颌下后旋转、下颌前牙唇倾、第二恒磨牙异位萌出等新的错𬌗畸形问题。

矫治器设计时应考虑前牙支抗、矫治器加力装置的设计,从而更好地进行缺隙侧磨牙、乳磨牙、恒前磨牙(或恒尖牙)的近远中移动,矫治器加力一般在180g左右,若需同时推2个恒磨牙,则可将矫治力加大到240g左右。矫治器可分为活动式或固定式矫治器,支抗设计可以采用牙齿与黏膜支抗、对颌牙列支抗、口周肌肉支抗(如唇挡)以及口外支抗,如头帽口外弓牵引、J钩等。因混合牙列期儿童的骨松质较为疏松,且牙槽骨内有恒牙胚存在,因此较少考虑种植体支抗钉即骨支抗的运用。

(一)间隙扩展矫治器的适应证与非适应证:

间隙扩展矫治器的适应证。

1. 因牙弓长度减少造成的牙列轻、中度拥挤。

2. 第二乳磨牙早失导致第一恒磨牙近中移动而造成的间隙部分丧失,磨牙为轻度远中关系。

3. 上颌结节发育良好,第二恒磨牙未萌,第三磨牙牙胚存在。

4. 替牙列期患者,前牙支抗足够。

间隙扩展矫治器的非适应证。

1. 乳磨牙早失时间过长,间隙丧失过多,牙列重度拥挤。

2. 第一恒磨牙前移过多,为完全远中关系。

3. 前牙较为唇倾,或面型较突的患者。

4. 前牙支抗不足,侧方牙群处于快速替换期,第一乳磨牙或第一前磨牙不稳固。

5. 依从性较差,无法配合佩戴矫治器或无法坚持佩戴相应加强支抗的口外装置。

6. 上颌结节发育不足,无第三磨牙牙胚发育。

(二) 摆式推磨牙远中矫治器

本实验将以摆式推磨牙远中矫治器为例,介绍间隙扩展矫治器的制作与应用。

上颌摆式推磨牙远中矫治器又叫 Pendulum 矫治器(钟摆式矫治器),由 Hilger 于 1992 年首先提出,先为临床最常用的推磨牙远中矫治器之一,利用乳磨牙/恒前磨牙以及腭顶为支抗,通过摆式弹簧加力推上颌第一恒磨牙向远中。其适应证为:于单/双侧上乳磨牙早失、第一恒磨牙前移,轻度或中度间隙丧失,上颌前牙直立;第一乳磨牙稳固且牙根无明显吸收;如第一前磨牙已萌出,其牙根应已发育 2/3 以上。

摆式推磨牙远中矫治器(图 33-1)结构为:①位于前腭部的 Nance 托,Nance 托两侧由钢丝连接于第一乳磨牙或第一前磨牙的带环上或直接粘接于第一乳磨牙/第一前磨牙𬌗面;②上颌第一磨牙带环,带环腭侧焊接腭管;③连接于 Nance 托的双侧摆式弹簧,远中端插入腭管;④用于加强前牙支抗的口外弓及头帽牵引。

该矫治器利用前牙及腭顶支抗,通过摆形弹簧曲加力后插入腭管,将矫治力传递至需要远中移动的上颌第一磨牙,并通过口外弓头帽牵引加强前牙支抗。牵引可根据患者垂直骨面型,使用颈带水平牵引或头帽高位牵引。

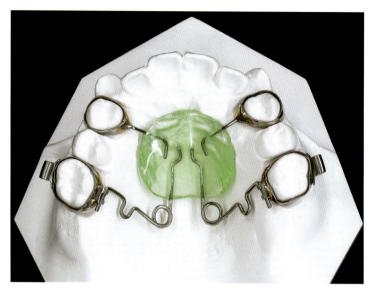

图 33-1　上颌摆式推磨牙向远中矫治器

【目的和要求】

通过本实验,了解间隙扩展矫治器的类型、适应证,掌握摆式矫治器的制作方法。

【实验内容】

1. 摆式矫治器的制作。
2. 摆式矫治器的使用。
3. 了解常用间隙扩展矫治器。

【实验用品】(图 33-2)

1. 上颌石膏模型。
2. 第一磨牙带环及腭管。
3. **带环成形片**　用于制作第一前磨牙/乳磨牙个别带环。
4. **带环推子**　用于带环的就位。
5. **0.8mm 不锈钢丝**　用于弯制连接体、弹簧。
6. T 型钳,日月钳,钢丝切断钳。
7. **牙托粉,牙托水**　用于形成 Nance 托基托。

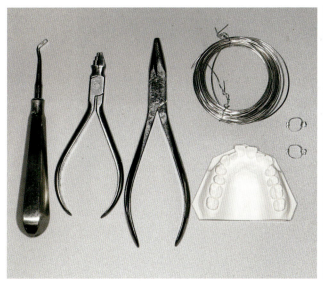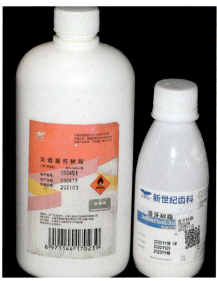

图 33-2 所需实验耗材

【方法和步骤】

(一)摆式矫治器制作

1. 制备模型 临床上需在第一磨牙上提前试好带环,使用带环推子将带环形态贴合于第一磨牙后,将腭管焊接于带环舌侧。将带环重新就位于第一磨牙上,制取藻酸盐印模后,将带环就位于印模内相应位置后,制备石膏模型。

实验课步骤:将腭管焊接于第一磨牙带环腭侧,并就位于模型第一磨牙上,使用带环推子将其形态贴合第一磨牙。之后使用带环成形片模拟第一乳磨牙/第一前磨牙的形态,焊接后使用带环推子贴合形态后,就位于牙齿上(图 33-3)。

2. 弯制 Nance 托连接丝 使用 0.9mm 钢丝弯制 Nance 托的连接丝,连接于双侧第一前磨牙的带环上,如果采用树脂粘接于前磨牙合面,则弯制成"L"形搭在前磨牙殆面。Nance 托连接丝弯制结束后,焊接于双侧第一前磨牙的带环上。

3. 弯制摆形弹簧曲 使用 0.8mm 钢丝弯制,摆形弹簧曲由一个圈型弹簧及 2 个 U 型曲构成。弹簧曲的远端插入基托位置,另一端为一夹闭的 U 型曲插销用于插入腭管中。先弯制一个小 U 型曲然后将之夹闭,形成可插入腭管的 U 型曲插销,之后在离插销约 4mm 位置弯制不夹闭的 U 型曲,宽度约 3mm,高度约 4mm。接着在离此 U 型曲 4mm 钢丝处弯制圈型弹簧,弹簧远中的钢丝则为埋入基托的远端。弯制好双侧摆形弹簧曲后插入腭侧管中(图 33-4)。

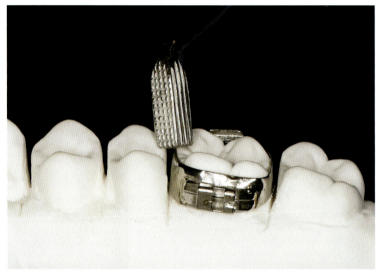

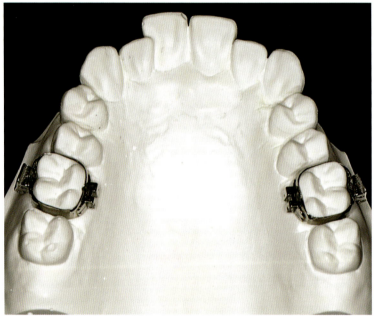

图 33-3　就位带环

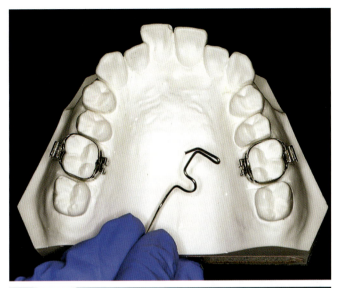

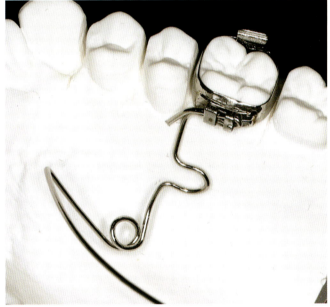

图 33-4　弯制摆形弹簧曲

4. **涂分离剂、充胶**　将模型表面涂布分离剂,用蜡将矫治器各部位固定于模型上,在腭顶制作塑树脂基托,形成 Nance 托(图 33-5)。

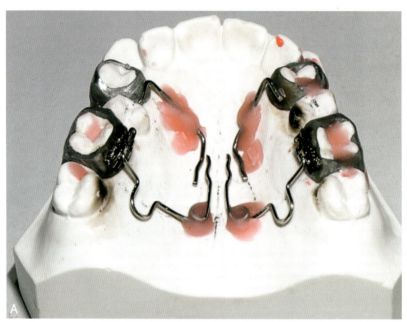

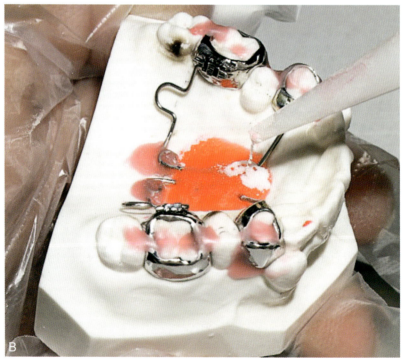

图 33-5　摆式矫治器基托示意图
A. 红蜡固定弯制好的不锈钢丝　B. 腭顶制作 Nance 弓基托

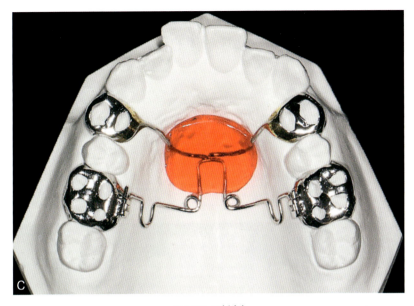

图 33-5（续）
C. 打磨抛光基托

5. **口外弓的形成**　口外弓一般在临床安装时进行弯制调整。将成品口外弓内弓根据长度弯制开口向上 U 型曲，插入口外弓管后可抵住双侧口外弓管近中，外弓位于脸颊两侧。

根据需要的牵引方向弯制外弓的角度，高位牵引时口外弓外弓从中分向上弯曲 30°~45°，颈带水平牵引时无需弯制口外弓。

（二）摆式矫治器的使用

1. **试戴矫治器**　患者首先使用分牙圈分牙，分牙部位为第一乳磨牙/第一前磨牙的近远中及第一恒磨牙的近远中（如有必要），分牙 1 周后牙齿之间即可容纳带环的厚度。试戴矫治器时，将矫治器置于患者上颌牙上，使用带环推子充分就位带环，并调整带环的外形与牙齿贴合，观察上颌 Nance 托是否与腭顶贴合。如 Nance 托与上腭存在缝隙，则说明矫治器没有完全就位，需调整连接丝或带环使其充分就位。

2. **矫治器粘接及加力**

（1）粘接 Nance 弓及摆形弹簧曲部分：将矫治器的摆形弹簧曲从腭管中拿出，预加力为与腭中缝成 30°，吹干后交于护士备用。

口内准备：清洁牙面，隔湿、吹干。使用玻璃离子粘接剂将 Nance 托与连接其上的第一前磨牙带环及摆形弹簧曲粘接于第一前磨牙上，刮去多余的玻璃离子粘接剂,压棉球使其充分就位。

（2）粘接第一磨牙带环:第一磨牙口内清洁、隔湿、吹干,玻璃离子水门汀粘接第一磨牙带环。

（3）就位摆形弹簧曲:矫治器两部分粘接后,此时已被加力的弹簧处于腭管后侧,使用持针器夹住弯曲的曲,将加力的摆形弹簧曲推向前方并插入腭管中（图33-6）。为确保在吃饭及刷牙时弹簧不滑出腭管,可使用一个结扎圈加力固定,或使用流体树脂加以固定。

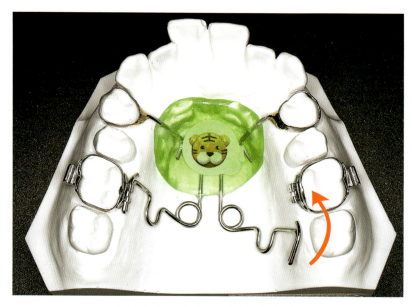

图33-6　摆式矫治器加力方法

（4）安装口外弓:口外弓管可给予一定口外力推磨牙远中,减小前牙的支抗负担,并且磨牙颊舌侧同时受力可防止磨牙旋转。安装口外弓之前,将口外弓弯制成形后插入口外弓管,检查两侧的就位是否有良好的就位道,并指导患者取戴。佩戴口外弓时,将一侧口外弓内弓部分插入位于第一磨牙带环颊侧的口外弓管后,推挤另一侧口外弓内弓末端插入另一侧口外弓管,最后双侧施力向后就位。头帽牵引带根据患者的头的大小调整牵引力度,一般一侧施以200g左右的力。取下口外弓时,使用手指轻捏口外弓管近中抵住的U型曲,使其在口外弓管内有一定松动,之后轻柔地将口外弓向前脱出口外弓管。切记不可上下掰动口外弓,否则可能造成磨牙带环的脱落。

（5）矫治器复诊:患者在摆形矫治器安装就位后1周即可复诊,主要检查矫治器就位/固位情况、患儿受力适应情况、矫治器有无压迫腭侧黏膜组织,以及矫治器加力对磨牙、支抗牙的作用是否过大等。待患者适应矫治器后,可 4~6 周复诊 1 次,每次复诊时,将摆式弹簧曲拿出腭管,再次向腭中缝方向加力后重新插入腭管。通常将上颌磨牙移至与下颌磨牙成轻度近中的𬌗关系时结束加力,疗程 4~6 个月。

矫治后可以用原矫治器保持,也可以在换上颌 Nance 托加 TPA 间隙维持器保持,直到上颌恒牙替换结束。若用 Nance 托替换矫治器保持,需预成 Nance 托加 TPA 间隙维持器,在同一天内完成取下矫治器并粘贴 Nance 托,以便尽可能减少及防止上颌第一磨牙复发前移。

【课堂习题及讨论】

1. 当患者上颌牙弓狭窄时,摆式矫治器如何改良?
2. 推磨牙远中的时机?

【参考文献】

1. 李小兵. 中国儿童错合畸形早期矫治专家共识及病例解析. 成都:四川大学出版社,2022.
2. 罗颂椒. 当代实用口腔正畸技术与理论. 北京:科学技术出版社,2010.
3. 陈扬熙. 口腔正畸学——基础、技术与临床. 北京:人民卫生出版社,2012.
4. WILLIAM R P,HENRY W F,BRENT E L,et al. Contemporary Orthodontics. 6th edition. Amsterdam:Mosby Elsevier,2018.

(彭怡然)

实验三十四　　𬌗垫矫治器的制作与应用

　　𬌗垫矫治器是机械性活动矫治器中的一种,主要由固位卡环、基托𬌗垫及施力弹簧和其他附加装置例如螺旋扩大器等组成。通过𬌗垫打开咬合,解除牙齿干扰;通过设计不同作用力部分(或附件),可对任何牙齿产生机械性矫治力,使牙齿向近(远)中、唇(颊)侧、𬌗(龈)向发生倾斜、旋转、伸长、压入或竖直等移动,从而达到矫治错位牙的目的。

　　在儿童错𬌗畸形的早期矫治中应用较多的是双曲舌簧𬌗垫式矫治器,可用于矫治乳(替)牙列、前(后)牙的牙性(或功能性)反𬌗,以乳前牙牙性反𬌗最常见。𬌗垫式双曲舌簧矫治器结构包括:对牙齿施力的双曲舌簧、后牙𬌗垫、固位臂及塑料基托。作用机理是利用双曲舌簧将反𬌗的上颌乳前牙向唇侧推出,使其与下颌前牙建立正常的覆𬌗覆盖关系,矫正乳前牙反𬌗。后牙区通常要有良好的固位,常用的固位臂为箭头卡和/或邻间钩。

　　𬌗垫的高度要适宜,一般使前牙打开咬合约 1~1.5mm 为宜,双曲舌簧平面位于上颌前牙舌隆突上,垂直于牙体长轴,以利于对患牙施加唇向力量。通常每 2 周复诊加力 1 次,每次打开舌簧约 1~2mm,力的大小以患儿无痛但有胀感为宜,疗程一般为 3~6 个月。复诊调改前牙区的早接触点,并分次逐渐磨除𬌗垫 1~2mm,使后牙建立正常的咬合关系。对于有乳尖牙𬌗干扰的前牙反𬌗,在改正前牙反𬌗的同时,应分次调磨造成干扰的上下乳尖牙牙尖。若患儿有前伸下颌习惯,有时需配合使用颏兜或 FRⅢ矫治器以改正下颌前伸习惯。尤其是对于存在扁桃体肿大Ⅱ° 以上的患儿,需留意可能出现的下颌前伸习惯,及时进行纠正和干预。

【目的和要求】

掌握上颌双曲舌簧𬌗垫式矫治器的结构和制作方法。

【实验内容】

1. 熟悉上颌双曲舌簧𬌗垫式矫治器的基本结构及其使用。

2. 示教弯制箭头卡环、邻间钩等固位体及双曲舌簧,基托铺制与打磨、抛光。

3. 实习弯制箭头卡环、邻间钩等固位体及双曲舌簧,基托铺制与打磨、抛光。

【实验用品】

雕刻刀、火柴及酒精灯、石膏调拌刀、技工钳、打磨机、抛光机、石膏模型、红铅笔、0.5mm 或 0.6mm 正畸用不锈钢丝、0.7mm 或 0.8mm 正畸用不锈钢丝、分离剂、红蜡片、自凝树脂、抛光材料。

【方法和步骤】

1. **修整石膏模型**　用雕刻刀去除多余石膏突起,并用红蜡滴填充气泡。

2. **弯制双曲舌簧**

一般切牙用 0.5mm、尖牙用 0.6mm 直径硬不锈钢丝弯制,双曲舌簧具体结构如下,包含与牙颈部 1/3 贴合的舌簧末端段、双曲段和簧柄(图 34-1A),其末端 2/3 段埋于基托内,可在末端弯制小圈或将所有簧柄末端焊接在一段弓丝上形成整体从而增加固位。将簧柄与双曲转折成一折角,使双曲形成平面与牙体长轴垂直(图 34-1B)。

3. **弯制固位箭头卡**

早期矫治乳牙列或混合牙列多以乳磨牙或第一恒磨牙为主要支抗,弯制固位箭头卡。箭头卡弯制方法如下:

(1)乳磨牙常使用 0.7mm 不锈钢丝弯制,恒磨牙多用 0.8mm 直径不锈钢丝弯制。

(2)弯制前对支抗牙和牙龈进行修整,利用标记笔描绘修整范围,将牙齿近远中颊侧面轴嵴下方牙龈龈向延展 0.5mm,并将此处牙面修掉 0.5mm,形成倒凹(图 34-2)。

(3)以颊尖宽度为准标记金属丝弯制点,先完成箭头卡横梁,再完成箭头部分使之与横梁成角并和牙面贴合(图 34-3A);标记和弯制箭头卡的跨殆段,尽可能贴合边缘嵴(图 34-3B)。

(4)再弯制卡环的基托固位部,此部分需符合腭侧形态并离开黏膜 1mm。

(5)箭头卡的卡臂尖一定要深入至倒凹内,并与牙面紧贴(图 34-4)。

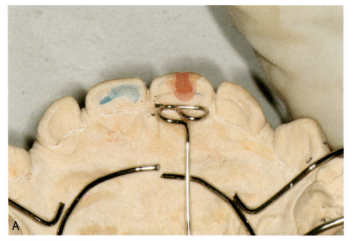

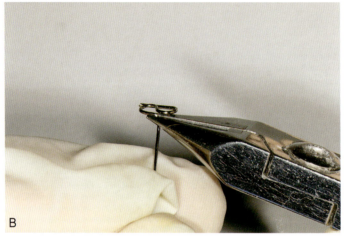

图 34-1　双曲舌簧

A. 双曲舌簧结构　　B. 双曲平面与簧柄垂直

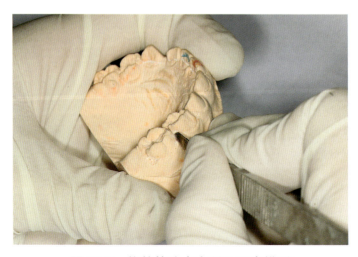

图 34-2　修整箭头卡弯制处石膏模型

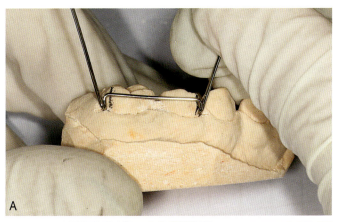

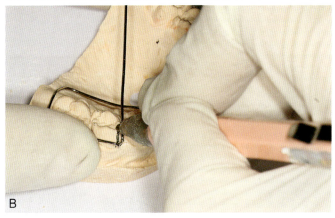

图 34-3　弯制剪头卡

A.弯制箭头卡横梁　B.弯制箭头卡跨殆段

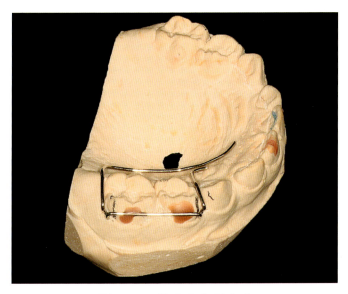

图 34-4　箭头卡弯制完成

4. 弯制邻间钩

（1）可使用成品化球型邻间钩,也可自行弯制。通常卡抱在邻牙外展隙处,多作为箭头卡的辅助固位。对于乳磨牙倒凹较小无法使用箭头卡固位者,可在后牙区全部弯制邻间钩以实现固位。

（2）弯制邻间钩时通常不修整牙龈乳头,避免引起龈乳头压痛或牙周损害。

5. 矫治器形成

（1）将石膏模型上欲制作基托和双牙𬌗垫的部位涂上分离剂,用蜡将固位装置和功能附件固定在石膏模型上,连接体等均离开组织面0.5~1mm（图34-5）。

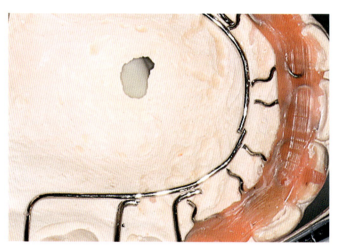

图 34-5　蜡片固定固位与加力装置

（2）调拌自凝树脂,处于丝状后期时,填充形成𬌗垫基托雏形。调整塑料牙𬌗垫雏形的厚度,按咬合关系固定在上颌后牙𬌗面上形成一个完整的活动牙𬌗垫式矫治器（图34-6）。

6. 打磨抛光

（1）待石膏模型上矫治器的自凝树脂完全凝固后,取下矫治器,先用钨钢车针进行打磨,去除明显的悬突或多余部分（图34-7）。

（2）抛光,完成活动牙𬌗垫式矫治器的全部过程（图34-8A、B）。

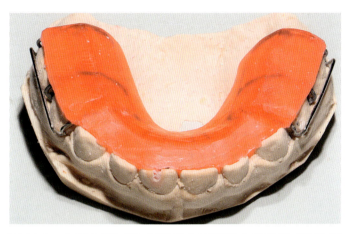

图 34-6　充填自凝树脂,制作咬合高度适宜的殆垫式矫治器

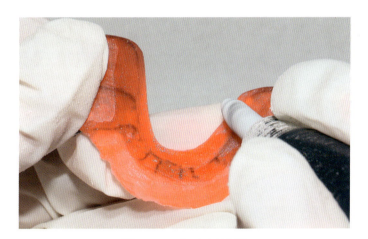

图 34-7　打磨矫治器

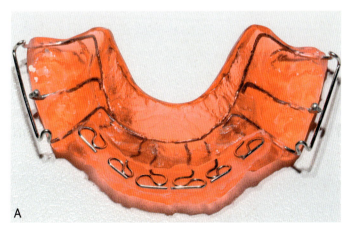

图 34-8　活动牙殆垫式矫治器

A.矫治器组织面观

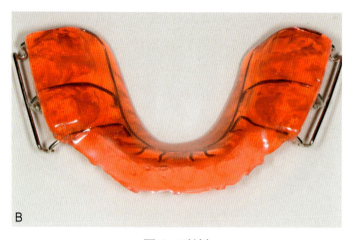

图 34-8(续)
B. 矫治器殆面观

【操作要点】

1. 不锈钢丝弯制

（1）弯制前可用手指弯曲金属丝多感受熟悉金属丝的硬度、弹性等特性。

（2）在握持钳子夹持金属丝时,应遵循最小限原则,以最大限度减少钳痕。

（3）一般用右手握持技工钳,钳长轴与地面垂直,夹持在钳喙外面的金属丝应与钳喙成直角,用左手拇指指腹的力量推压金属丝成形弯曲。

（4）当要将金属丝朝某一方向弯曲时,应使屈曲前后的两段金属丝成一平面,并且该平面与锥形喙斜面成直角。

（5）当需金属丝成角较锐时,拇指应紧贴钳喙来推压金属丝基部;当需金属丝成角较钝时,拇指离开钳喙推压金属丝。

（6）在标记处进行金属丝弯制时,将喙缘离开标记点少许,以 0.5~1mm 为佳,金属丝越粗离开越多。

（7）曲的弯制应舒缓圆滑,不可有直的折角,以免形成应力集中使金属丝折断;同时不要反复反向弯曲。

2. 箭头卡要求

（1）箭头不能卡在牙齿的邻接面。

（2）箭头宽度不要过大或过短,以免造成尖端钢丝折断;长度适宜,不能过短失去卡抱作用。

（3）横梁呈直线并离开牙体和龈缘,且不能通过将其弯曲来调节两箭头间的距离。

3. 双曲舌簧加力　打开双曲可将牙齿向唇侧推动,双曲位置越近颈缘,牙根越有可能随牙冠同时唇侧倾斜移动;双曲越近切缘,牙冠与牙根越可能向相反的方向移动。若双曲位于牙冠的舌隆突上更接近切方,而簧柄与双曲转折处又成锐角,则打开双曲加力可使牙唇倾移动同时进行压低;反之,若双曲与牙颈缘贴合,同时双曲与簧柄转折处成钝角,则可使牙唇倾移动同时进行一定的伸长。

4. 树脂基托

(1)为减少患儿佩戴的异物感,无须完全覆盖腭穹窿,只需延伸至磨牙远中即可。在基托强度和满足固位的情况下,尽可能减小基托体积。

(2)基托厚度只需一层基底蜡片即可,约 2~2.5mm。辅助加力簧和固位卡环的脚部须包埋在基托中,因此要离开腭侧黏膜约 1mm,尽量确保金属丝在树脂正中部,利用脚部的直角弯折或小圈预防金属丝在基托内旋转和脱离。

【课堂/课后习题及讨论】

1. 对于单侧后牙反粭,粭垫可以如何设计?

2. 临床有时会遇到患者将双曲舌簧咬断的情况,可以考虑从哪些方面进行改进呢?

【参考文献】

1. WILLIAM R P,HENRY W F,BRENT E L,et al. Contemporary Orthodontics. 6th edition. Amsterdam:Mosby Elsevier,2018.
2. 李小兵. 中国儿童错粭畸形早期矫治专家共识及病例解析. 成都:四川大学出版社,2022.
3. ROB V,JOHN C. Principles of Appliance Therapy for Adults and Children Library of Congress Cataloguing-in-Publication Data 2004.
4. LUKOSE A,SONAR S. Removable Orthodontic Appliances. 2018.
5. GRABER L W,VANARSDALL R L,VIG K W L,et al. Orthodontics:current principles and techniques,Sixth edition. 2016.
6. MILLETT D,WELBURY R. Clinical Problem Solving in Orthodontics and Paediatric Dentistry. 2010.
7. LOHAKARE S S. Orthodontic Removable Appliances. 2008.
8. VEIS R W. Principles of Appliance Therapy for Adults and CHILDREN. 2004.

（苏晓霞）

实验三十五　功能矫形矫治器的制作与应用（Ⅰ）

口颌系统是由牙、牙周组织、颌骨、颞下颌关节、颌面部神经肌肉等结构组成的多功能综合体,其功能与形态存在相互制约、相互影响的生物学规律。在儿童与青少年的生长发育阶段,口颌系统的功能与形态的密切关系就表现得更为突出。不良的口颌系统功能如口呼吸、异常吞咽以及舌姿势位的异常既是很多错𬌗畸形的病因,也是促进其发展的重要原因。正畸医师也一直致力于利用口颌系统功能与形态相互影响的这一特点,通过消除这些不良的口颌面功能环境,为口颌面发育创造一个有力的生长环境,从而获得较为理想的口颌面形态与功能。

功能矫治器是一种通过改变下颌位置后,调节口颌面神经肌肉环境,使相关的口周肌与咀嚼肌发生牵张,力量传递至牙齿,颌骨以及颞下颌关节,促进软硬组织发生适应性变化,重建新的功能平衡,达到促进咬合发育,改善颌骨生长型的一种矫治器。

功能矫治器的适应证:

1. 处于生长发育期的儿童,正畸矫形治疗如果在青春前期或者高峰期进行,可以更好的利用其生长潜力,达到更佳的治疗效果。临床上可以通过身高体重情况、第二性征以及骨龄等判断患者的生长发育情况。

2. 患者能够配合,按时佩戴功能矫治器。功能矫治器大多是活动矫治器,佩戴时长直接影响到治疗效果。

3. 口颌面肌肉功能紊乱,由于不良口腔习惯,咬合干扰等引起的功能性Ⅱ类与Ⅲ类错𬌗畸形。

4. 轻中度的骨性Ⅱ类错𬌗畸形,下颌发育不足且具有一定生长潜力的患者。

5. 轻中度的骨性Ⅱ类错𬌗畸形,上颌发育不足且下颌能退至切对切,无下颌发育过度的家族史的患者。

6. 青春期前牵引治疗结束后可采用 Frankel Ⅲ型功能矫治器进行保持。

功能矫治器的非适应证:

1. 成人以及无生长潜力的患者。

2. 有家族史的严重骨性畸形患者。

3. 有颞下颌关节症状的患者。

4. 不合作或者精神异常的患者。

功能矫治器的种类繁多,但其基本原理是一致的。本实验将以肌激动器Activator 为例,详细介绍其制作过程。

【目的和要求】

1. 掌握功能矫形矫治器的原理。

2. 掌握肌激动器的制作流程。

3. 熟悉功能矫形矫治器的适应证与非适应证。

【实验用品】

1. 实验器械

（1）梯形钳。

（2）简单𬌗架。

（3）雕刀。

（4）打磨工具。

2. 实验耗材

（1）0.9mm 正畸用不锈钢丝。

（2）0.7mm 正畸用不锈钢丝。

（3）石蜡片。

（4）正畸用树脂。

【方法和步骤】

1. **印模制取**　由于肌激动器的基托需要延伸至舌底,因此在制取印模的时候需要要求患者做适当舌体的功能运动,以保证模型能够准确的反映患者牙列舌侧的情况。

2. **𬌗重建以及蜡堤的制作**　让患者反复训练下颌前伸,一般要求前伸至切对切且中线对齐,垂直向要求打开 3~5mm。当患者经过训练能够重复稳定的咬合至医师指定的位置后,医师采用厚度足够且加热软化后蜡提放置于上下颌牙列之间,引导患者前伸下颌并咬合至训练后的位置。检查下颌前伸正常且无偏斜后,等待蜡堤定形后取下,置于冷水中待完全硬固后修整多余部分待用。

3. **上𬌗架**　将上下颌工作模型准确咬合在𬌗重建的蜡𬌗记录并固定后上𬌗架。为了后期矫治器制作方便，可以将模型的侧方或后方朝向𬌗架的开口方向，以便后期舌侧树脂基托的制作（图 35-1）。

4. **双曲唇弓的弯制**

（1）采用 0.7mm 的硬不锈钢丝，用指腹将钢丝前段将成与前牙段相匹配的弧度（图 35-2）。

（2）在双侧尖牙牙冠的 1/2 高，近远中向中 1/3 处，向龈方弯制两个"U"形曲。曲的顶部在龈缘下 2~3mm 且离开黏膜约 1mm 距离（图 35-3）。

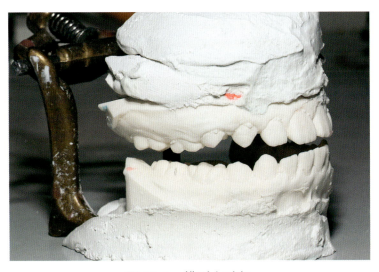

图 35-1　模型上𬌗架

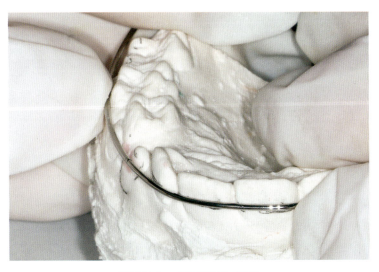

图 35-2　唇弓前段成形

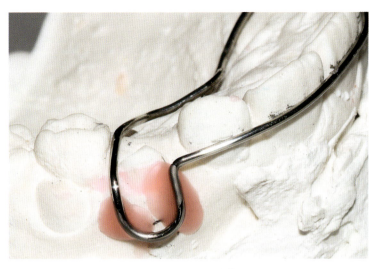

图 35-3　U 形曲

（3）在"U"形曲的远中部分将钢丝向尖牙与第一双尖牙的外展隙舌侧弯曲，延伸至上颌腭侧形成连接体（图 35-4）。

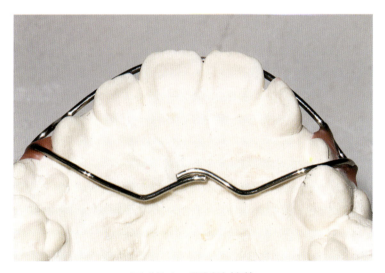

图 35-4　腭侧连接体

5. 固位箭头卡环的弯制（弯制过程图片详见实验三十四）

（1）修整模型，雕刀修整固位磨牙近远中邻间隙龈乳头，以便卡环固位。

（2）将 0.7mm 的不锈钢丝捋直，消除弧度。

（3）按照固位磨牙近远中轴嵴的宽度将不锈钢丝两端弯折为"又"字形。

（4）在弓丝两端弯折出固位箭头,固位箭头与桥体大约成45°。

（5）将双侧箭头远端将钢丝向腭侧弯制约90°,箭头就位于固位磨牙唇侧,桥体与咬合平面平行。

（6）将钢丝的两端经固位磨牙近远中殆外展隙转向腭侧形成连接体,连接体离开黏膜约1mm间隙。

6. 树脂基托的制作　可采用热凝树脂或自凝树脂分区堆塑上下颌基托,再将上下颌基托连接为一体。

（1）将唇弓与箭头卡环用蜡固位于工作模型上,可在唇颊侧铺蜡以便基托成形(图35-5)。

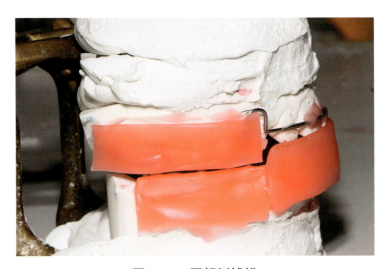

图35-5　唇颊侧铺蜡

（2）打开殆架,先糊塑上颌基托及后牙殆面,上颌基托外形为马蹄形(图35-6)。

（3）糊塑下颌基托,下颌基托伸展至下颌前牙唇面切缘下2mm,下后牙殆面薄薄一层树脂。

（4）关闭殆架,将上下颌咬合在殆重建的位置,从舌侧糊塑树脂将上下颌基托连为一体。并将基托表面涂抹光滑。

（5）常规打磨抛光,最终成形(图35-7)。

【操作要点】

在咬合重建的过程中一定要注意前伸位置下颌是否偏斜,若存在则一定要重新软化蜡堤制作咬合记录。

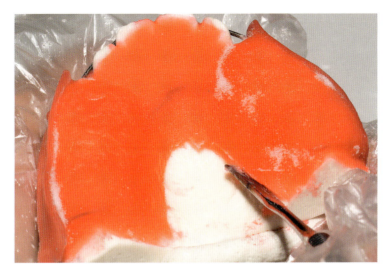

图 35-6 上颌基托成形

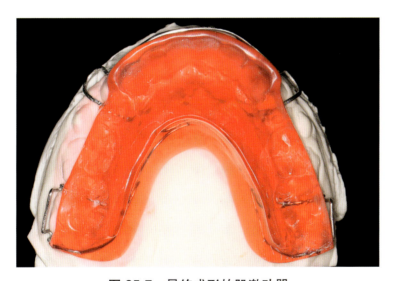

图 35-7 最终成形的肌激动器

【课堂/课后习题及讨论】

1. 请列举三种常用的功能矫治器，并阐释其设计理念与结构特点。
2. 透明矫治器结合功能矫形治疗，其优点与不足分别是什么？

【参考文献】

1. 葛立宏. 儿童口腔医学. 第 5 版. 北京：人民卫生出版社，2020.

2. 赵志河. 口腔正畸学. 第 7 版. 北京：人民卫生出版社，2020.

3. 李小兵. 中国儿童错𬌗畸形早期矫治专家共识及病例解析. 成都：四川大学出版社，2022.

4. DEAN J A. McDonald and Avery's Dentistry for Child and Adolescent. 10th ed. St.lous：Mosby，2015.

5. ALIAKBAR B. Early-age Orthodontic Treatment. Hanover Park：Quintessence Publishing Co，Inc，2013.

（舒　睿）

实验三十六　功能矫形矫治器的制作与应用（Ⅱ）

　　临床上绝大多数的Ⅲ类患者都能有一定程度的下颌后退，这是进行Ⅲ类功能矫形治疗的基础。Ⅲ类错𬌗的矫形治疗主要有三种治疗方式：①前牵引矫治器；②颏兜矫治器；③Ⅲ类功能矫治器。

　　Ⅲ类错𬌗功能矫形的机理是：①促进上颌向前发育；②抑制下颌向前发育；③促使下颌发生顺时针旋转代偿Ⅲ类错𬌗；其中抑制下颌骨的生长的成功率很低，目前没有足够的证据能证明早期功能矫形能够减少下颌的生长量。因此Ⅲ类错𬌗早期功能矫形的治疗方向主要是促进上颌骨的发育以及下颌骨的后下旋转。

　　Ⅲ类功能矫治器主要有Ⅲ型肌激动器，生物调节器 Frankel（FR Ⅲ型）以及改良 Twin-block 矫治器等，其中 Frankel Ⅲ型是目前临床上最为常见的Ⅲ类功能矫治器。Frankel 矫治器是由德国医师 Frankel 于 1967 年发明，其作用机理主要是通过颊屏、唇挡等改变口周肌肉力量平衡，从而实现功能矫形的目的。其中 Frankel Ⅲ型功能矫治器其结构特点主要为：①上颌的唇挡延伸至前庭沟底，上颌软组织受到牵拉张力使上颌骨骨膜受到牵张刺激，促进上颌基骨的向前发育；②双侧的颊屏离开上颌牙槽，阻挡了来自外侧颊肌的压力，扩展上颌部的空间，从而促进上颌基骨宽度的发育；③下颌唇弓与腭弓一起作为支架和支抗的作用，抑制下颌骨的生长。在临床中，Frankel Ⅲ型功能矫治器不仅用于Ⅲ类错𬌗的矫治，也可用于前牵引治疗结束后的保持。

　　Ⅲ类功能矫治器的适应证：

　　1. 处于生长发育期的Ⅲ类错𬌗青少年，临床上可以通过身高体重、第二性征以及骨龄等判断患者的生长发育情况。

　　2. 患者能够配合，按时佩戴功能矫治器。功能矫治器大多是活动矫治器，佩戴时长直接影响到治疗效果。

　　3. 主要是由于上颌轻中度发育不足且下颌能够后退至切对切的Ⅲ类错𬌗畸形。

4. 上颌前牵引治疗结束后,需要利用Ⅲ型功能矫治器进行保持的患者。

5. 口颌面肌肉功能紊乱,由于不良口腔习惯、咬合干扰等引起的功能性Ⅲ类错𬌗畸形。

Ⅲ类功能矫治器的非适应证:

1. 成人以及青少年后期无生长潜力的患者。

2. 有家族家族史的严重骨性Ⅲ类患者。

3. 上颌发育不足伴有下颌发育过度的患者,该类患者可考虑上颌前牵引治疗。

4. 有颞下颌关节症状的患者。

5. 下颌无法后退至切对切,且通过连续观察发现下颌处于持续生长期的患者。

本章以 Frankel Ⅲ型矫治器为例,详细介绍该类矫治器的制作过程。

【目的和要求】

1. 掌握Ⅲ类功能矫形矫治器的原理。

2. 掌握 Frankel Ⅲ型矫治器的制作流程。

3. 熟悉Ⅲ类功能矫形矫治器的适应证与非适应证。

【实验用品】

1. 实验器械

（1）梯形钳。

（2）简单𬌗架:用于转移下颌后退𬌗重建关系,制作矫治器。

（3）蜡刀。

（4）打磨工具。

2. 实验耗材

（1）0.7mm、0.9mm、1.0mm 不锈钢丝:用于弯制矫治器的钢丝部件。

（2）石蜡片:用于制取蜡堤,获取下颌后退的𬌗重建关系。

（3）正畸用自凝树脂。

【方法和步骤】

1. **印模制取**　Frankel Ⅲ型矫治器颊屏面积较大,因此在制取印模的时候必须准确的包括全牙列、牙槽骨、黏膜皱襞的整个前庭区、唇颊舌系带以及上颌结节。同时模型边缘留出 5mm 的宽度以便模型修整以及铺隔离蜡。

2. 𬌗重建以及蜡堤的制作　Ⅲ类功能矫治器的𬌗重建与Ⅱ类功能矫治器完全相反，要让患者咬到最大后退位。患者躺在牙椅上，保持下颌呈放松状态，医师用拇指轻柔的将患者颏部向后推动后退至切对切并保持 1 分钟左右。反复后退患者下颌 2~3 次，使其习惯该后退位后，医师采用厚度足够且加热软化后蜡提放置于上下颌牙列之间，引导患者后退并咬合至该位置。医师检查下颌后退正常且无偏斜后，等待蜡堤定形后取下，置于冷水中待完全硬固后修整多余部分待用。

3. 上𬌗架，修整模型　将上下颌工作模型准确咬合在𬌗重建的蜡𬌗记录并固定后上𬌗架。为了后期矫治器制作方便，可以将模型的侧方或后方朝向𬌗架的开口方向，以便后期舌侧树脂基托的制作。打磨模型边缘，延伸至前庭沟，目的是使颊屏及唇挡有足够的长度，从而牵张刺激黏膜以刺激成骨。

4. 铺设缓冲蜡　Frankel Ⅲ型矫治器在颊侧不与牙齿以及牙槽骨接触，因此在弓丝弯制前需从上颌磨牙区到第一前磨牙近中区域铺设缓冲蜡。上颌颊屏区缓冲蜡的厚度为 3mm 左右，上唇挡区缓冲蜡的厚度为 2.5~3mm（图 36-1）。

5. 金属丝的制作

（1）下颌唇弓：采用 1.0mm 不锈钢丝弯制，在下颌前牙正中向远中走行，在尖牙远中区向龈方弯制 90° 到龈缘下约 5mm 后向后弯曲进入颊屏包裹区域。末端弯制回弯以便其在颊屏中固位（图 36-2）。

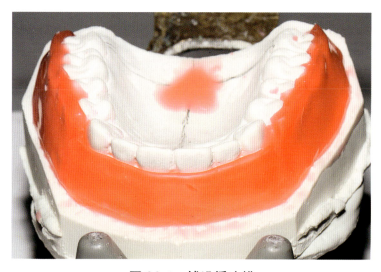

图 36-1　铺设缓冲蜡

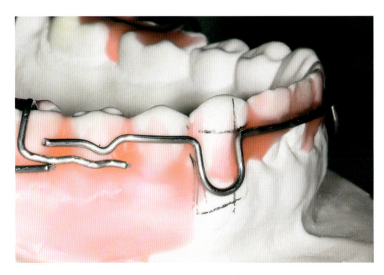

图 36-2　下颌唇弓侧面

（2）𬌗支托：下颌𬌗支托采用 0.9mm 不锈钢丝弯制，沿着下颌第一恒磨牙或第二乳磨牙的中央沟形成𬌗支托，在磨牙近远中邻间隙处向龈方弯曲在龈缘处向近中延伸至颊屏区（图 36-3）。

上颌𬌗支托用 0.7mm 不锈钢丝弯制，沿着最后一个磨牙的中央沟弯制双股𬌗支托，在磨牙的远中面弯向前进入颊屏区（图 36-4）。

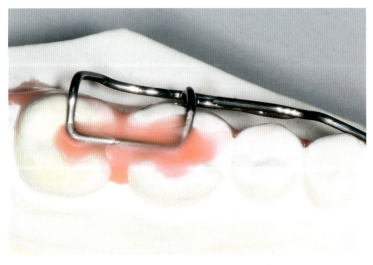

图 36-3　下颌𬌗支托𬌗面形态

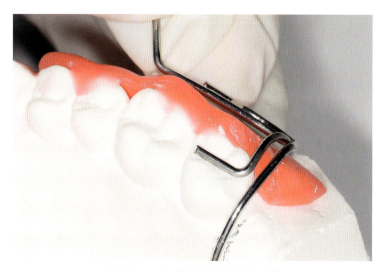

图 36-4　上颌𬌗支托𬌗面形态

（3）腭弓：采用 1.0mm 不锈钢丝弯制。腭弓横跨上颌腭部，在正中部位弯制一指向近中方向的"U"形曲。两端通过上颌第一恒磨牙或第二乳磨牙远中伸向颊侧后向近中弯曲延伸至颊屏区（图 36-5）。

（4）上颌舌侧丝：采用 0.7mm 不锈钢丝弯制。舌侧丝的中央部位沿着上颌前牙的舌侧外形走行，位于切缘下约 3mm 的舌隆突上。在侧切牙的远中向龈方弯制一"U"形曲，右尖牙远中向唇侧走行不接触牙齿进入颊屏区（图 36-6）。

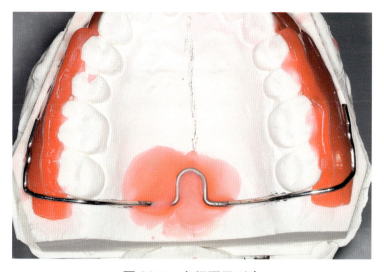

图 36-5　上颌腭弓形态

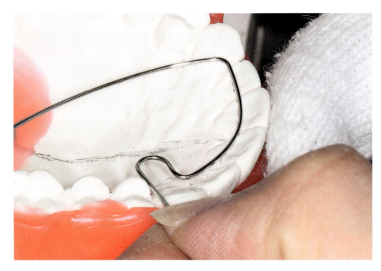

图 36-6　上颌舌侧丝单侧形态

6. 树脂的铺装及打磨　上颌唇挡树脂的铺装注意离开牙槽骨 2.5~3mm，厚度约为 2~3mm。唇挡边缘圆钝，下缘位于上颌切牙龈缘上约 3mm。

颊屏的铺装注意上颌离开牙列与牙槽，下颌与牙列及牙槽相接触但留出少量缓冲区以免取戴时擦伤软组织（图 36-7）。

树脂成形后常规打磨抛光，最终成形（图 36-8）。

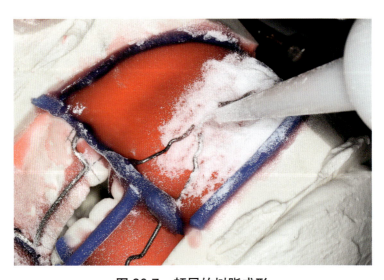

图 36-7　颊屏的树脂成形

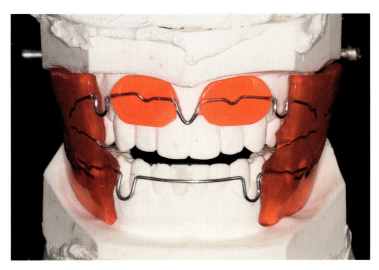

图 36-8　最终成形的 Frankel Ⅲ型矫治器

【操作要点】

咬合重建过程中一定注意下颌后退时不要左右偏斜。

【课堂/课后习题及讨论】

1. 请阐述Ⅲ类功能矫形治疗相对于Ⅱ类功能矫形治疗，其主要的难点是什么？

2. Frankel Ⅲ型功能矫治器的各部件作用原理是什么？

【参考文献】

1. 葛立宏. 儿童口腔医学. 5 版. 北京：人民卫生出版社，2020.

2. 赵志河. 口腔正畸学. 7 版. 北京：人民卫生出版社，2020.

3. 李小兵. 中国儿童错𬌗畸形早期矫治专家共识及病例解析. 成都：四川大学出版社，2022.

4. DEAN J A. McDonald and Avery's Dentistry for Child and Adolescent. 10th ed. St.lous：CV Mosby，2015.

5. ALIAKBAR B. Early-age Orthodontic Treatment. Hanover Park：Quintessence Publishing Co, Inc，2013.

（舒　睿）

实验三十七　口腔不良习惯及其矫正器的使用

口腔不良习惯是造成颌面部错𬌗畸形的原因之一,不良口腔习惯可导致口颌系统在生长发育过程中受到异常的压力,破坏正常口周肌肉张力及咬合力的平衡协调,从而造成牙弓、牙槽骨及颌骨发育及形态异常,其持续时间越长,错𬌗畸形发生的可能性和严重程度就越大。因此,尽早破除不良的口腔习惯、阻断畸形的发展十分必要。

当经过综合分析,需要进行阻断不良习惯的患者,医师会制作并给患者佩戴矫治器进行治疗。一个设计与制作良好的矫治器应该具备一些共同的特点:①能够有效阻断不良习惯;②对口腔软组织无明显刺激;③与对颌牙无明显𬌗干扰;④不妨碍牙及牙槽高度、宽度的发育;⑤有承受一定生理性力的强度;⑥利于口腔卫生维护。

常见的儿童口腔不良习惯包括:

1. **不良舌习惯**　吐舌、伸舌、舔牙。

2. **不良唇习惯**　咬唇。

3. **不良颊习惯**　咬颊。

4. **舌位置异常**　伸舌吞咽。

5. **口呼吸习惯**　由鼻呼吸道异常引起的口呼吸、习惯性口呼吸。

临床上常用的阻断儿童口腔不良习惯的矫治器有以下几种:

1. **不良舌习惯**　支架固定式不良舌习惯矫治器、基托可摘式不良舌习惯矫治器。

2. **不良唇习惯**　上颌唇挡丝活动矫治器、唇挡矫治器。

3. **不良颊习惯**　颊屏。

4. **舌位置异常**　舌异常位置诱导器·前置腭珠、异常位置诱导器·后置腭珠。

5. **口呼吸**　前庭盾。

本实验将以基托可摘式舌不良习惯矫治器为例,详细介绍其制作过程。

【目的和要求】

1. 初步了解儿童口腔临床常见的口腔不良习惯及其矫正器。

2. 了解儿童口腔不良习惯的病因及引起错𬌗畸形的作用原理。

3. 掌握儿童口腔不良习惯引起的错𬌗畸形特点以及矫正器的选择。

【实验用品】

1. 实验器械

（1）一次性口腔检查盘：用于患者的口腔检查，取模。

（2）钢丝弯曲用正畸技工用钳。

（3）雕刻刀。

（4）蜡刀。

（5）酒精灯。

（6）简易𬌗架。

（7）打磨机与打磨器具。

2. 实验耗材

（1）藻酸盐印模材料。

（2）工作模型。

（3）箭头卡环用 0.7mm 或 0.8mm 不锈钢丝，其他型卡环 0.8mm 或 0.9mm 不锈钢丝。

（4）石膏分离剂。

（5）正畸用自凝合成树脂。

【方法和步骤】

1. 取上下颌模型，并以中心咬合位上简易𬌗架（图 37-1）。

2. 在上颌第一磨牙上弯制箭头卡环（图 37-2）。

3. 唇弓的弯制　上颌前牙区弯制唇弓（图 37-3）。

4. 基托外形线的标记　基托的后缘一般为第一磨牙的远中部。以左右第二前磨牙或第二乳磨牙的近中面连线作基托顶端抛物线形状之限界，可较大限度地减少异物感（图 37-4）。

5. 阻挡栅栏的弯制（图 37-5）。

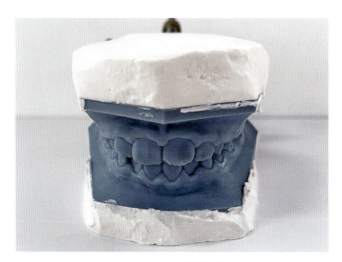

图 37-1　上简易𬌗架

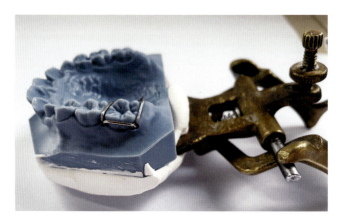

图 37-2　箭头卡环

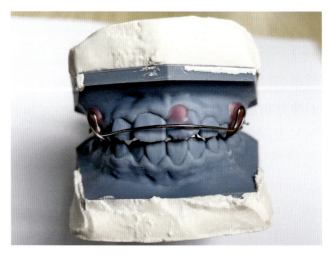

图 37-3　弯制唇弓

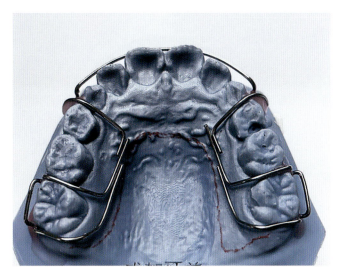

图 37-4　标记基托外形线

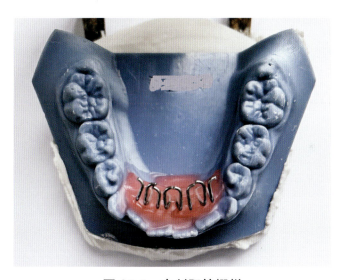

图 37-5　弯制阻挡栅栏

6. 将工作模型涂布树脂分离剂,待其干燥后,用蜡固定相应卡环(图 37-6),将阻挡栅栏放置在已标记好的位置,然后用滴液法轻轻地固定其脚部,接着做整个基托的铺装。

7. **装置的打磨及完成**　装置基本打磨完成后,将其在𬌗架上的模型试戴,用手调整阻挡栅栏至合适(图 37-7)。

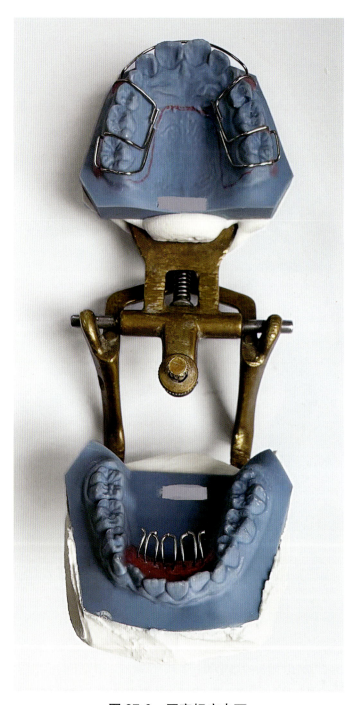

图 37-6　固定相应卡环

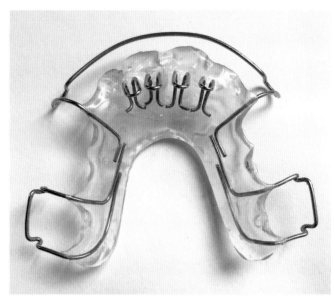

图 37-7　完成的舌栅栏矫正器

【操作要点】

1. 制作好的基托可摘式舌不良习惯矫治器,舌栅位置和大小具体参考病人的错殆畸形的类型和咬合情况。

2. 基托可摘式舌不良习惯矫治器,应当与对殆牙无咬合干扰。

3. 制作舌栅的时候要注意离开上颌腭侧黏膜 1~1.5mm 以及下颌的位置,不能形成干扰。

【课堂/课后习题及讨论】

如患者发生吮指或吐舌、伸舌吞咽等不良习惯导致开殆,使用铸造粘接式矫正器具有哪些优势?

【参考文献】

1. 葛立宏. 儿童口腔医学. 5 版. 北京:人民卫生出版社,2020.
2. 赵志河. 口腔正畸学. 7 版. 北京:人民卫生出版社,2020.
3. 王春梅,韩光丽. 口腔正畸工艺技术实用教程. 清华大学出版社,2010.

（刘人恺　周陈晨）

实验三十八　儿童早期矫治中的肌功能训练

【临床相关技术背景】

一、肌功能与颅颌面、咬合发育的密切关系

长期的观察结果表明,错𬌗畸形的病因并非面部特征的简单遗传,同时受环境因素的影响,其中口腔功能、口周肌肉功能为重要的病因学因素之一。口周肌功能的平衡被打破时,既出现口呼吸、舌习惯、睡眠坐姿站姿不正等因素时,也可能造成颌面部的错𬌗畸形。肌肉的附着对骨组织形成产生影响,同时肌肉的缺失及运动神经元的损伤(可造成相应肌肉的萎缩)将会导致该部位骨组织的发育不足。

Moss1968 提出了功能基质假说(functional matrix hypothesis,FMH),认为颅面由功能基质和骨单位组成,起支持作用的骨单位(颅面骨)的起源、生长和维持都是对机械力、功能基质单位(肌肉及口周肌肉间隙)继发的代偿反应,即基质功能决定颅面骨的形态与生长。该假说在提出之初主要为宏观上的解释,而近年来,随着组织学、细胞生物学、分子生物学等方面的发展,学者们对该假说进行了一定修订,如证实骨组织、细胞及细胞网络对组织机械加载、应力传导、电磁等刺激的反应,外界刺激对表观遗传的影响等,一定程度完善和发展了功能基质假说,为大多数正畸学者所接受,并在正畸治疗、功能矫形理论及临床实践上得到了广泛应用。

基于功能基质假说,面部肌肉的附着可对骨的形成产生影响。如斜颈患者因颈部双侧肌肉不对称,进而导致面部肌肉及骨组织发育不对称。颏部肌肉亢进增加下唇向内的肌力,造成深覆盖及Ⅱ类错𬌗。舌骨下肌群亢进,牵拉舌位向下,牙弓受到舌肌侧向力减少,从而导致牙弓狭窄,舌骨下肌群亢进对下颌的拉伸作用也可能造成下颌后缩、高角等错𬌗畸形。咀嚼肌、升颌肌群功能亢进,则会造成后牙牙槽骨萌出高度不足,表现为深覆𬌗、颌面垂直高度降低,下颌角小,

角前切迹明显的水平生长的短面型。反之,当咀嚼肌功能不足时,下颌因降颌肌群作用后下旋转,表现为后牙过度萌出、前牙浅覆𬌗或开𬌗、下面高增加的垂直生长型。睡姿、坐姿、站立姿势位不调,驼背、颈前倾等不良姿势,会引起肩颈、颌面部肌肉的不调,从而导致错𬌗畸形。同时应注意,错𬌗畸形的发生为多种因素共同作用的结果,单一肌肉的不调造成口周肌肉平衡打破,可能继发其他肌肉的不调,协同作用下产生相应的错𬌗畸形。

二、不良习惯对口腔颌面发育的影响

口腔不良习惯是造成颌面部错𬌗畸形的原因之一,有学者调查显示大约25%的错𬌗畸形都与口腔不良习惯相关,并与不良习惯的作用频率、持续时间、强度等相关。口腔不良习惯常是婴幼儿期非营养性吮吸的延续,可因疲倦、饥饿、不安全感、扁桃体肥大、鼻气道阻塞等复杂的生理、心理因素所引起,是儿童无意识行为。当婴儿吮吸活动不足、过早断奶或缺乏与家人情感交流时,都可能导致婴儿在哺乳时间之外或睡眠时继续延续吮吸手指、吮唇、吮颊等习惯。多数儿童随着年龄增长,这些非营养性吮吸活动可被其他活动取代,一般不会产生不良影响。但如果这些吮吸习惯持续到 3 岁以后,则属于口腔不良习惯,将会对牙齿及颌面部正常生长发育造成不良影响。不良口腔习惯可导致口颌系统在生长发育过程中受到异常的压力,破坏正常口周肌肉张力及咬合力的平衡协调,从而造成牙弓、牙槽骨及颌骨发育及形态异常,其持续时间越长,错𬌗畸形发生的可能性和严重程度就越大。因此,尽早破除不良的口腔习惯、阻断畸形的发展十分必要。

1. **吮拇指习惯**　吮拇指时,儿童将拇指至于正在萌出的上下颌前牙之间,会阻止前牙的正常萌出,造成前牙梭形开𬌗畸形。吮拇指时由于拇指压迫硬腭组织,长期作用可造成局部组织凹陷,妨碍鼻腔向下发育,从而影响上颌骨的发育。此时舌体处于较低位置,舌肌施加在上颌牙弓舌侧向外的力量减弱,而吮吸力量增大了唇颊肌对牙弓向内的收缩压力,使牙弓内外侧肌力失衡,同时吮指的强大力量可造成口腔内气压降低,最终易导致上颌牙弓狭窄、腭盖高拱、上颌前牙前突、前牙开𬌗,并可伴有后牙反𬌗、后牙伸长、下颌后旋、下颌因𬌗干扰被迫后退等情况。

2. **吮示指或多个手指**　吮示指或多个指头时,因手部的位置关系,手指为从上方放入口腔内,手指对下颌前牙存在唇侧移动力,而为了吮吸手指下颌将会前伸,因此可造成切𬌗或反𬌗。

3. 吮颊 吮咬颊部可使咀嚼肌施加在牙弓颊侧的压力过大,从而妨碍牙弓宽度发育,造成上下牙弓狭窄、前磨牙及磨牙的牙轴舌倾、后牙开𬌗等畸形(图 38-1)。

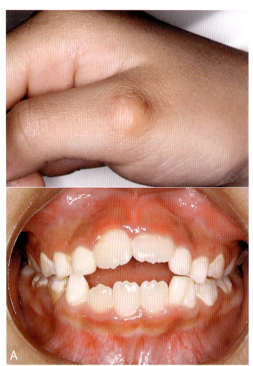

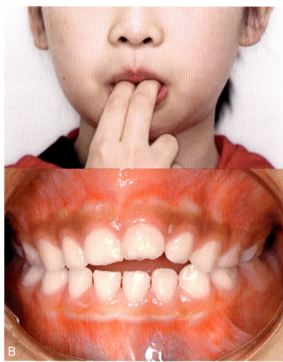

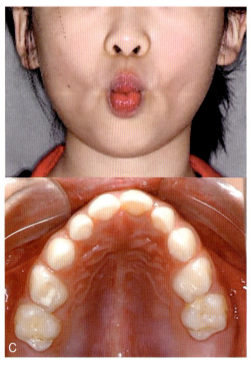

图 38-1　不同吮吸习惯造成的不同错𬌗畸形
A. 吮拇指造成的前牙梭形开𬌗　B. 吮吸其他指头造成的局部小开𬌗　C. 吮颊造成的牙弓狭窄

4. **咬唇习惯**　咬唇习惯将打破唇对前牙的肌力平衡,造成错殆畸形。如咬下唇习惯将对下颌前牙造成过度的舌向力,而上颌切牙位于下唇唇侧,唇向倾斜力增加,从而造成上颌前牙唇倾,下颌前牙舌倾,深覆殆深覆盖的错殆畸形,严重者下颌被迫后缩,形成骨性Ⅱ类错殆畸形。如患者有咬上唇的习惯,则牙齿发生相反的移动,既上颌前牙内倾,下颌前牙舌倾,形成前牙反殆错殆畸形(图 38-2)。

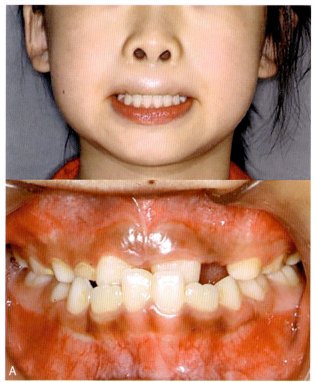 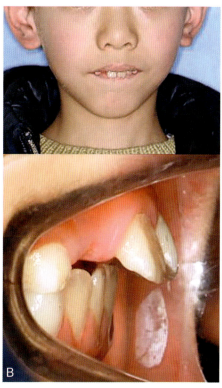

图 38-2　不同咬唇习惯造成的不同错殆畸形
A. 咬上唇习惯造成的前牙反殆　B. 咬下唇习惯造成的深覆盖

5. **不良舌习惯**　不良舌习惯包括吐舌吞咽、伸舌习惯等,可造成前牙或后牙梭形开殆、前牙唇倾等错殆畸形。而开殆的发生使舌代偿性向开殆部位伸出,进一步加重开殆。当伸舌吞咽的位置不在牙齿之间,而在前牙舌侧时,则可能造成上下颌前牙唇倾。临床检查时可发现患儿舌体上抬力不足,需要使用面部及口唇肌肉辅助闭唇吞咽,当口腔前侧存在空隙(如使用手指强行让嘴唇不合拢时),舌体为前伸姿势而非上卷(图 38-3,图 38-4)。

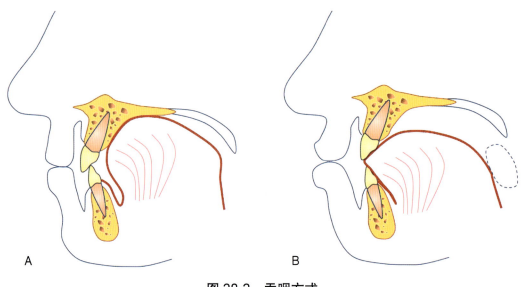

图 38-3　吞咽方式
A. 正常吞咽　B. 伸舌吞咽

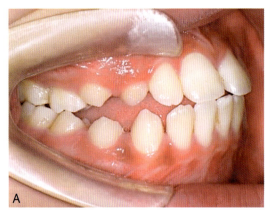
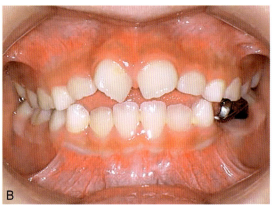
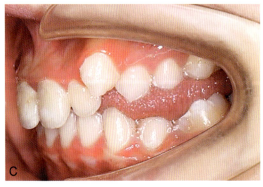

图 38-4　不同伸舌吞咽造成的错殆畸形
A. 伸舌吞咽造成的前牙唇倾　B. 伸舌吞咽造成的前牙开殆　C. 侧方伸舌吞咽造成的后牙开殆

6. **口呼吸习惯** 口呼吸通常由各种原因导致的上气道阻塞造成,如鼻炎、鼻部结构畸形、腺样体肥大等导致的鼻部通气量不足,从而需要经口通气辅助呼吸。如果病理性因素已去除,儿童仍保持习惯性口呼吸,则为口呼吸习惯。口呼吸不仅影响颅面𬌗的发育,还由于呼吸狭窄阻塞导致血氧浓度下降、脑部供氧不足、睡眠质量差等,对儿童全身生长发育及智力发育造成一定影响。

口呼吸不良习惯患者由于长期习惯张口呼吸,其唇肌松弛,无法自然闭唇,常表现为开唇露齿、唇外翻,牙齿无唇肌向内的作用力而受到舌肌的持续作用力,则表现为上颌前牙前倾/前突;由于气道从口腔通过,而不从鼻腔内通过,鼻腔的发育受到影响,妨碍了硬腭的正常下降,同时舌位下降,对腭部向上及向侧方的压力不足,从而形成高拱的腭穹窿及狭窄的"V"型牙弓;由于长期张口,后牙持续萌出,从而使下颌向下、向后旋转,形成开𬌗、高角长面畸形及下颌后缩畸形;此外由于口呼吸时空气长期刺激牙龈黏膜,患儿可出现牙龈肿胀、增生等情况。由于口呼吸不良习惯造成的高角长面形称口呼吸面容,又称腺样体面容(图 38-5)。

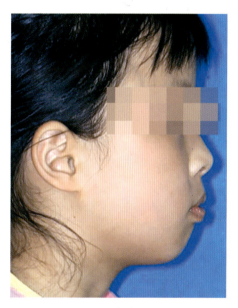

图 38-5 口呼吸造成下颌后下旋转,形成下颌后缩面型

临床诊断治疗口腔不良习惯,应该从患儿牙齿的发育状况、口腔生理功能的改变、疾病的侵扰、生活环境的变化以及心理状态等诸多方面来考虑。只有这样,才能了解不良习惯形成的原因,并适时地给予引导和破除,从而达到防止错𬌗畸形的发生、阻断畸形的进一步发展以及及时纠正已经存在的错𬌗畸形的目的。

【目的和要求】

了解口颌面部肌肉不调对错𬌗畸形的影响,熟悉各种口腔不良习惯及相应可能的错𬌗畸形,初步掌握口颌面部肌肉功能训练的内容。

【实验内容】

1. 多媒体演示口颌面肌肉解剖、功能,临床口腔不良习惯检查及肌肉功能训练。

2. 小组学习:带教老师指导肌肉功能训练。

3. 通过角色扮演及情景模拟的方式进行口腔不良习惯的检查及肌肉功能训练。

【实验用品】

纸巾、硬纸板、棉线、纽扣、口香糖、口镜(图 38-6)。

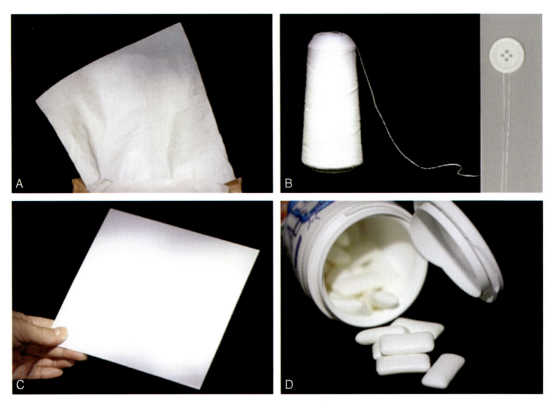

图 38-6　实验材料
A.纸巾　B.棉线与纽扣　C.硬纸板　D.口香糖

【方法和步骤】

1. 多媒体演示,回顾口腔不良习惯与错𬌗畸形形成的关系,各种口颌肌功能训练的方法。

2. **小组内学习**　学生以 4~10 人为一组分组,每个班级分为偶数组。

各组首先在带教老师的指导下掌握各种肌功能训练的方式。

3. **角色扮演**

(1)案例准备:讲师在课前根据分组数量制订不良口腔习惯的案例数量,并打印成纸条,随即分给每个小组。

案例内容(以其中一例为例):

1)你的小组将分别扮演一次医师团队和患者及家属。当你扮演医师时,请根据对方小组的表现,判断可能的存在的口腔不良习惯及错𬌗畸形类型,并提出可能的诊疗方案及肌肉功能训练内容。指导对方"患儿"学会你认为他/应她该掌握的肌功能训练。请不要忘记你是一个儿童口腔科医师,请在诊疗过程中充分运用儿童口腔医学的行为管理及检查方法。

2)当你的小组扮演患者及家属一方时,你的剧本为:你是一个6岁的男孩,内向,怕生,你从来没有看过牙齿,对看牙医非常恐惧。你的父母是一对非常你溺爱你的家长,因为工作繁忙,早早将你送入幼儿园,你因此从小缺乏安全感,长期有吮手指及咬下唇的习惯。你的父母非常焦虑,在使用了诸如戴手套、涂药水都没有办法的情况下都没法帮你改掉不良口腔习惯,而你上小学后也逐渐意识到吃手指咬下唇是不对的,主观意愿上愿意改正,却无法控制自己,于是你的父母将你带到了儿童口腔科寻求帮助。

(2)抽签:准备双数号码成对的签,如学生分为10个组,则准备1~5号签2份,每组学生派代表抽签,抽到同样数字的小组则为角色扮演时互相考核的组别。

(3)角色扮演及情景再现:每一对抽到相同数字的2个小组将分为AB组,并分别进行以下内容:

1)A组:讨论并演义案例中的患者及家属,模拟他们可能的行为及心理进行表演。

2)B组:扮演儿童口腔科医师,充分运用儿童口腔医学的内容进行行为管理、检查、诊断并给出诊疗建议。

一轮结束后互换角色。所有小组为扮演医师组的表现打分。

(4)总结:角色扮演后,将打分表交给讲师或助理。讲师或助理对对每个小组的表现进行评判并给出评论。

【操作要点】

1. 唇肌功能训练

(1)吹纸练习:上下唇紧闭抱住红唇吸气用力发出爆破音,上下唇紧闭用力快速吹气发"po"音。可放一张纸在面前,发"po"音时吹起纸张(图38-7)。每日2次,每次5分钟。该训练用于训练唇肌的肌力。

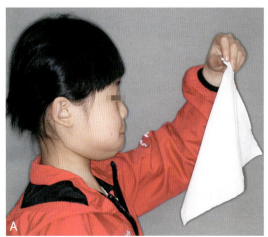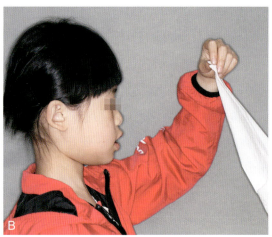

图 38-7　吹纸训练
A. 紧闭嘴唇　B. 发出"po"音,吹动纸巾

（2）抿纸练习:双唇内卷抿一张较厚的硬纸板,维持 15 分钟以上,注意不要使用牙齿咬住纸板。抿住纸板后,家长可尝试抽走纸张,而儿童则将唇肌紧闭尽量不让纸张被抽走(图 38-8)。该训练可促进口唇封闭,患者抿唇时无法开口呼吸,可促进鼻呼吸功能的建立。注意不要在鼻塞时训练。每日 2 次,每次 15 分钟。

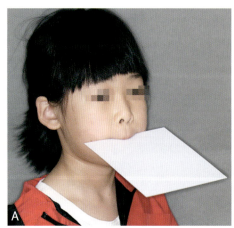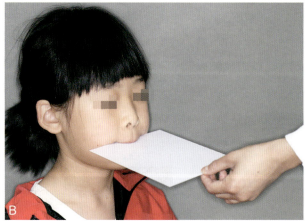

图 38-8　抿纸练习
A. 孩子使用嘴唇抿住纸板　B. 家长尝试抽走纸板,孩子紧抿住嘴唇对抗

（3）包水训练:包一口水,低头闭唇,缓慢让水流出,声门关闭,儿童不可发出多余声音,尽量使用鼻子呼吸(图 38-9)。该训练可促进鼻呼吸功能的建立。

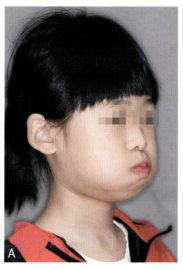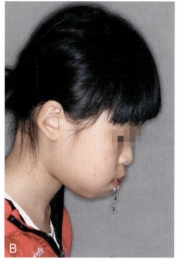

图 38-9　包水训练

A. 孩子包一口水,训练使用鼻子呼吸　B. 维持闭唇的姿势,
慢慢让水流出

（4）纽扣训练:纽扣穿线,放入嘴唇与牙齿之间使用嘴唇包住纽扣,线留在外面。拉线向外,而唇包住纽扣不计其被拉出(图 38-10)。每日 3 次,每次 15 分钟。该训练可促进口唇的肌力及口唇封闭,同时帮助鼻呼吸的建立。

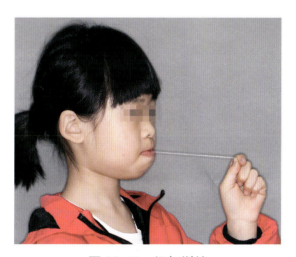

图 38-10　纽扣训练

2. 舌肌功能训练

（1）舌上抬及弹舌训练:首先指导儿童寻找 "t、d" 音及 "n" 音末尾的发音点 "N

点",通常发这些音时,舌尖位于上腭切牙乳头后方的腭皱襞上。嘱儿童找到"N点",练习舌尖稳定在该位置10秒。指导儿童观舌体上抬,舌尖放在"N点",舌背部顶住硬腭5秒,5秒后有力地松开舌头,发出弹响(图38-11)。每日2次,每次30次。该训练可帮助儿童找到正确的发音点及吞咽位置,训练舌上抬的力量。

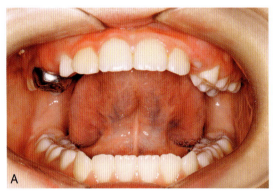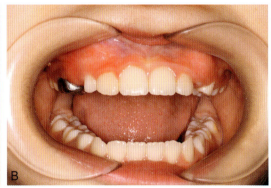

图38-11　弹舌训练

A.舌上抬寻找"N点",维持5秒　B.舌向下弹发出弹响声

（2）舌肌保持纽扣训练:将穿绳的纽扣置于舌背上,绳子留在口外牵住以防止孩子误吞纽扣。指导儿童抬舌,用舌头将纽扣抵住腭顶,维持尽可能久的时间,舌肌用力时舌体上可有纽扣的印记为佳。每日2次,每次10分钟。

（3）口香糖训练:咀嚼无糖口香糖后,将口香糖嚼软成团状放置在舌尖,用舌尖将口香糖团成团后置于"N点",使用舌体压开口香糖摊成饼状,之后舌背顶住腭顶的口香糖做吞咽动作(图38-12)。该训练可训练咀嚼肌肌力及舌肌的上抬力,并指导形成正确的吞咽。注意勿让4岁以下幼儿使用,以防止口香糖误吞。

（4）卷舌训练:将舌卷起,从切牙开始,尽量后卷到软硬腭交界处,保持5秒(图38-13)。每天2组,每组50次。该训练可锻炼舌根,帮助舌上抬。

3. 正确站立姿势位的促进　正确的站立姿势包括正确的盆骨位置、正确的脊柱曲度及脊柱中立位,无驼背、颈前倾、高低肩、盆骨前后倾等不良姿势位。

贴墙站立训练:该训练可指导儿童寻找正确的站立发力点,训练正确的站姿,其站姿类似于芭蕾一位脚站立姿势。训练贴墙站时,应指导儿童做到以下几个要点:

（1）头、肩、臀部、脚跟轻贴墙壁;收紧肩胛骨、肩部自然下垂,两肩水平,不可耸肩、斜方肌用力沉肩或者向后背肩,如果有无法控制的背肩情况,可将双臂向侧前方抬起呈拥抱的姿势,手臂施力维持住,同时感受肩胛骨向内夹的力量,抬手的姿势类似于芭蕾七位手姿势。

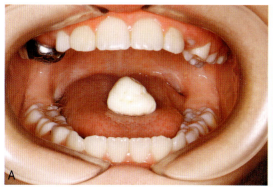
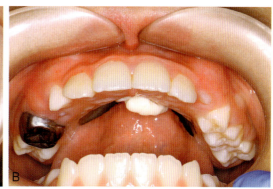
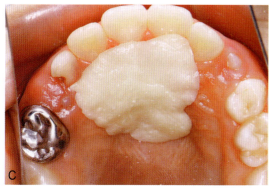

图 38-12　口香糖训练
A. 将口香糖嚼成团装置于舌尖　B. 舌上抬挤
压口香糖　C. 使用舌体将口香糖摊成饼状

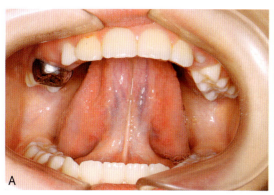
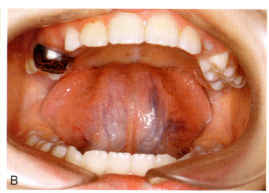

图 38-13　卷舌训练
A. 舌找到前腭部的"N 点"　B. 舌头尽量向后卷

（2）颈部自然向上拉伸,眼神平视前方,感受枕骨大孔周围的肌肉发力拉伸脑袋向上,也可将手悬空于儿童头顶,让孩子感受脖子向上拔的力量,寻找脖子后部的肌肉力量从而改善脖子前倾。

（3）挺胸收腹,此时应指导儿童收紧腹部,寻找腹式呼吸的感觉,勿挺肚子塌腰。

（4）指导儿童收紧臀部肌肉，臀部肌肉向下收缩，想象使用尾椎骨向下找地面，从而将盆骨拉向水平，当盆骨位置正常时，塌腰的现象将消失，此时腰部与墙壁之间仅可放置一手掌厚度，而不是一拳头的厚度。注意双侧臀部肌肉均要施力，否则可能形成一侧坐胯。

（5）双脚微微分开站立，有条件的可以旋开大腿根部形成外开，让儿童感受大腿内部肌肉的夹紧，也可放置一张纸在大腿内侧检查大腿是否夹紧。大腿内侧夹紧后可帮助臀部正确向下向内发力。

（6）指导儿童感受膝盖髌骨的上提，此时大腿前侧肌肉收缩，小腿后部肌肉对抗收缩，从而达到脚底向下踩实的稳固的站立。

维持以上相应肌肉紧张的姿势站立 5 分钟，可循序渐进增加至 10 分钟。练习结束后注意拉伸跟腱及小腿后侧及大腿前侧肌肉。

对于有严重含胸驼背、塌腰、高低肩、盆骨前后倾而无法直接贴墙站立的患者，应指导其进行相应的康复训练如划船操、扩胸训练操、肩颈部拉伸等，调整躯干肌肉的力量，寻找正确的发力点后，训练贴墙站立（图 38-14）。

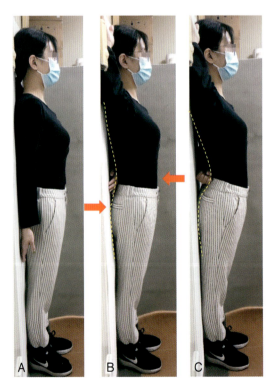

图 38-14　正确的站姿
A. 贴墙站训练　B. 正确的贴墙站立，背部不塌腰，腰部与墙壁仅有一手掌厚度距离；C. 错误的站姿，塌腰挺肚子，盆骨前倾

【课堂/课后习题及讨论】

1. 通过查阅文献了解功能基质假说的细胞学、分子生物学。

2. 骨性下颌后缩伴开合的患者是否可以进行肌肉功能训练？想象他可能存在的口颌肌肉问题，并提出相应的训练措施。

【参考文献】

1. MCNAMARA J A. Influences of respiratory pattern on craniofacial growth. Angle Orthod 51：269-300，1981.

2. CHENG M C，ENLOW D H，PAPSIDERO M，et al. Developmental effects of impaired breathing in the face of the growing child. Angle Orthod. 1988；58（4）：309-320.

3. JEFFERSON Y. Mouth breathing：adverse effects on facial growth，health，academics，and behavior. *Gen Dent*. 2010；58（1）：18-80.

4. WILLIAM R P，HENRY W F，BRENT E L，et al. Contemporary Orthodontics. 6th edition. Amsterdam：Mosby Elsevier，2018.

5. KONDO E.Muscle Wins! Treatment in orthodontics. Ishiyaku Publishers，2007：8-18.

6. 陈扬熙. 口腔正畸学——基础、技术与临床. 北京：人民卫生出版社，2012.

（彭怡然）

实验三十九　儿童口腔临床中的基础生命支持培训

　　基础生命支持(Basic life support,BLS)通常是指急救人员、医疗保健提供者和公共安全专业人员为遭受心脏骤停、呼吸窘迫或呼吸道阻塞的任何人提供的护理类型。BLS要求急救人员掌握的知识和技能包括：使用自动体外除颤器(Automated External Defibrillator,AED)、消除各个年龄段患者的气道阻塞、心肺复苏(cardiopulmonary resuscitation,CPR)。其中，心肺复苏包括三个主要步骤：开放气道(Airway)、人工呼吸(Breaths)和胸外心脏按压(Compressions)。主要目标是向心、脑及全身重要脏器供氧，延长机体耐受临床死亡的时间。

　　此外，当发生异物误吸或者呛入气管而造成气道异物梗阻时，应通过海姆立克(Heimlich)急救法促进异物排除，以重新恢复气道的通畅。

【目的和要求】

　　通过本实验，掌握心肺复苏操作要点，掌握自动体外除颤器的使用，掌握海姆立克抢救技术，为儿童口腔临床诊疗中应对突发情况提供急救培训的核心知识。

【实验内容】

　　1. 青少年/成人心肺复苏操作培训。
　　2. 婴儿/儿童心肺复苏操作培训。
　　3. 青少年/成人海姆立克操作培训。
　　4. 婴儿/儿童海姆立克操作培训。

【实验用品】

1. 实验器械

　　(1) 青少年/成人心肺复苏模型(CPR模型)：用于青少年/成人心肺复苏中的

开放气道、人工呼吸、胸外心脏按压训练(图 39-1 A)。

（2）婴儿心肺复苏模型（CPR 模型）:用于婴儿心肺复苏中的开放气道、人工呼吸、胸外心脏按压训练(图 39-1 B)。

（3）自动体外除颤器（AED）:诊断特定的心律失常,并且给予电击除颤。可被非专业人员使用,用于抢救心脏骤停患者。它通过电击使致命性心律失常终止（如室颤等）,之后再通过心脏高位起搏点兴奋重新控制心脏搏动从而使心脏恢复跳动。需要注意的是,它并无让患者恢复心跳的功能。

图 39-1　实验器械及耗材
A. 青少年/成人心肺复苏模型　B. 婴儿心肺复苏模型　C. 复苏气囊及面罩　D. CPR 屏障消毒面膜

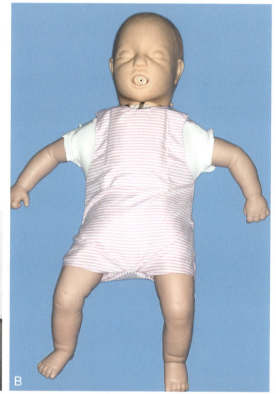

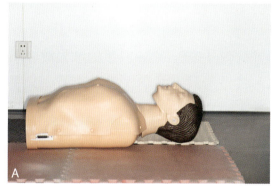

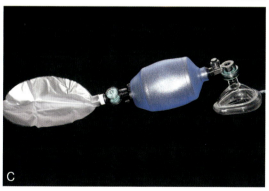

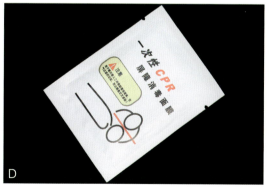

（4）复苏气囊及面罩：用于人工通气。与口对口呼吸相比，复苏气囊供氧浓度更高，可使病人得到更加充分氧气供应，改善组织缺氧状态（图 39-1 C）。

2. 实验耗材

CPR 屏障消毒面膜：一次性使用，避免与 CPR 模型口腔的直接接触（图 39-1 D）。

【方法和步骤】

1. 青少年心脏骤停急救流程　见图 39-2。

2. 儿童心脏骤停急救流程（单一施救人员）　见图 39-3。

3. 儿童心脏骤停急救流程（2 人及以上施救人员）　见图 39-4。

4. 青少年心肺复苏操作流程

（1）呼吸：通过观察患者胸廓起伏情况，以检查呼吸，观察不超过 10 秒（图 39-5）。

（2）脉搏：为青少年检查脉搏时，触摸颈动脉搏动（图 39-5）。观察不超过 10 秒，以检查动脉搏动情况。

（3）胸外按压

1）到患者的一侧。

2）确保患者仰卧在固定的平坦表面上。

3）正确摆放双手和体位来对青少年进行胸外按压：将一只手的掌根放在患者胸部的中央，胸骨下半部上（图 39-6 A），将另一只手的掌根放置于第一只手上，伸直双臂，使双肩位于双手的正上方（图 39-6 B）。

4）以 100~120 次/分钟的速率实施胸外按压。

5）每次按压至少达到 5cm。在每次胸外按压时，确保垂直按压患者的胸骨。

6）每次按压结束后，确保胸廓完全回弹。

7）尽量减少按压中断。

（4）开放气道（仰头提颏法）

1）将一只手置于患者的前额，然后用手掌推动，湿气头部后仰。

2）将另一只手的手指置于下颌的靠近颏部的骨性部分。

3）提起下颌，使颏上抬，头部后仰（图 39-7）。

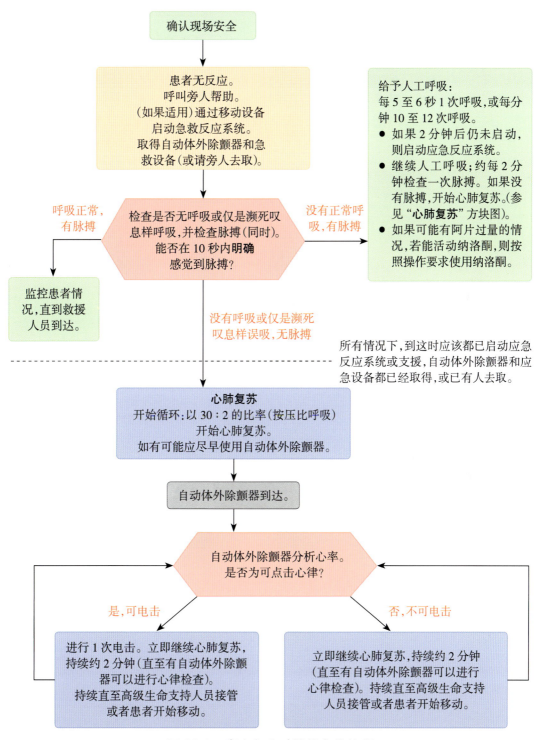

图 39-2 青少年心脏骤停急救流程

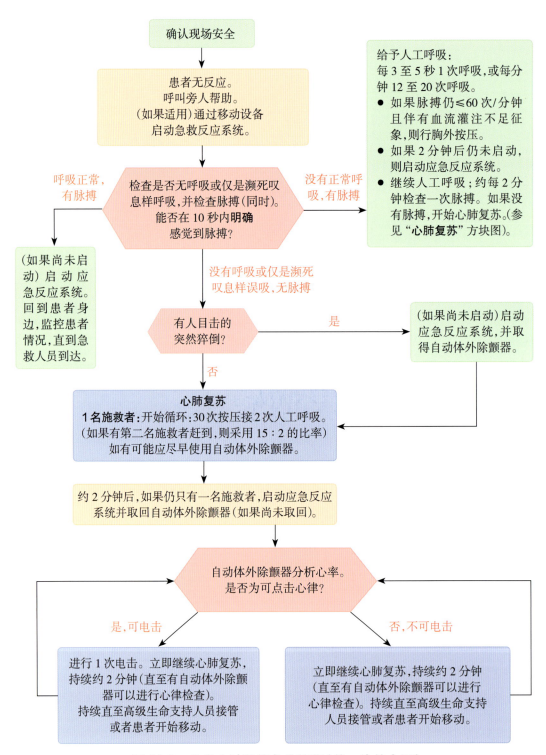

图 39-3　儿童心脏骤停急救流程（单一施救人员）

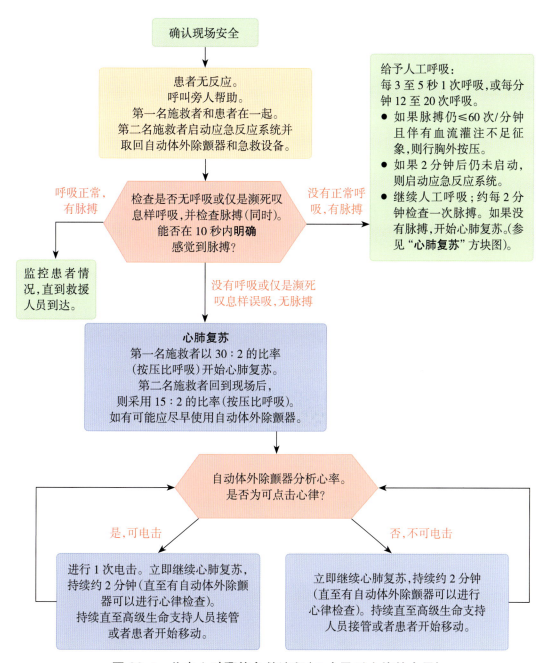

确认现场安全

患者无反应。
呼叫旁人帮助。
第一名施救者和患者在一起。
第二名施救者启动应急反应系统并
取回自动体外除颤器和急救设备。

给予人工呼吸：
每 3 至 5 秒 1 次呼吸，或每分
钟 12 至 20 次呼吸。
● 如果脉搏仍 ≤60 次/分钟
且伴有血流灌注不足征
象，则行胸外按压。
● 如果 2 分钟后仍未启动，
则启动应急反应系统。
● 继续人工呼吸；约每 2 分
钟检查一次脉搏。如果没
有脉搏，开始心肺复苏。（参
见"心肺复苏"方块图）。

呼吸正常，
有脉搏

检查是否无呼吸或仅是濒死叹
息样呼吸，并检查脉搏（同时）。
能否在 10 秒内**明确**
感觉到脉搏？

没有正常呼
吸，有脉搏

监控患者情
况，直到救援
人员到达。

没有呼吸或仅是濒死
叹息样误吸，无脉搏

心肺复苏
第一名施救者以 30∶2 的比率
（按压比呼吸）开始心肺复苏。
第二名施救者回到现场后，
则采用 15∶2 的比率（按压比呼吸）。
如有可能应尽早使用自动体外除颤器。

自动体外除颤器分析心率。
是否为可点击心律？

是，可电击

否，不可电击

进行 1 次电击。立即继续心肺复苏，
持续约 2 分钟（直至有自动体外除颤
器可以进行心律检查）。
持续直至高级生命支持人员接管
或者患者开始移动。

立即继续心肺复苏，持续约 2 分钟
（直至有自动体外除颤器可以进行
心律检查）。持续直至高级生命支持
人员接管或者患者开始移动。

图 39-4　儿童心脏骤停急救流程（2 人及以上施救人员）

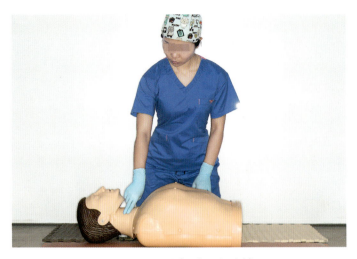

图 39-5　观察呼吸和脉搏

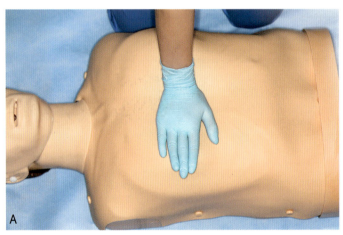

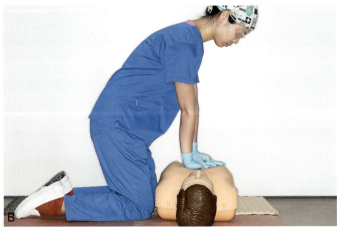

图 39-6　胸外心脏按压

A.将一只手掌根放在患者胸部的中央,胸骨下半部上　B.伸
直双臂,使双肩位于双手的正上方

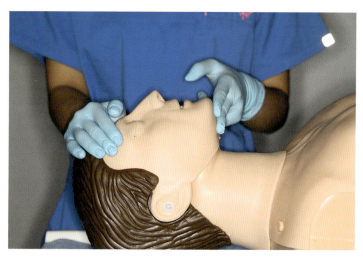

图 39-7　仰头提颏法

（5）人工呼吸

1）口对口呼吸：在 CPR 模型口腔部放置 CPR 屏障消毒面膜，捏紧鼻翼，正常吸一口气（不必深吸），用嘴唇封住患者的口周，使完全不漏气，每次急救呼吸持续 1 秒。给予呼吸时，观察患者的胸廓是否隆起（图 39-8）。如果胸廓并未隆起，请重复仰头提颏法，给予第二次急救呼吸（吹起约 1 秒钟），观察胸廓是否隆起。如果尝试两次后，施救者仍无法对患者进行通气，应迅速恢复胸外按压。

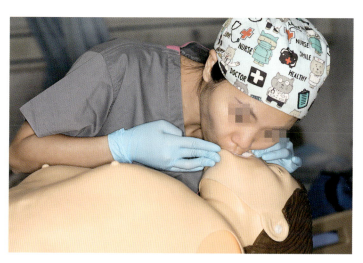

图 39-8　口对口人工呼吸

　　2）球囊面罩呼吸：将面罩放在患者脸上，面罩狭窄处位于患者的鼻梁处，将一只手的拇指和示指放在面罩一侧，形成"C"形，并将面罩边缘压向患者面部；使用剩下的手提起下颌角（3个手指形成"E"形），开放气道，使面部紧贴面罩。该方式称为"E-C钳技术"（图39-9 A）。挤压球囊给予急救呼吸（每次1秒钟），同时观察胸廓是否隆起（图39-9 B）。不论是否给氧，每次急救呼吸均需持续1秒。

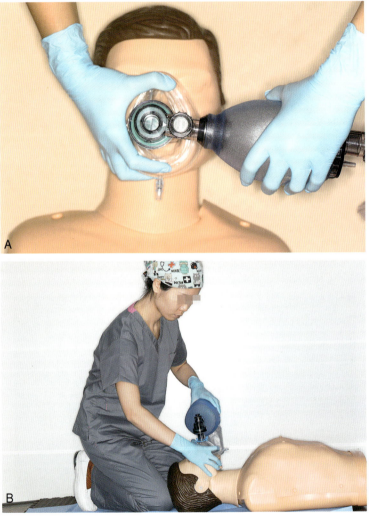

图39-9　球囊面罩呼吸
A."E-C钳技术"　　B.球囊给氧，观察胸廓隆起

5. 儿童/婴儿心肺复苏操作流程

（1）呼吸：通过观察患者胸廓起伏情况，以检查呼吸，观察不超过 10 秒。

（2）脉搏：为儿童检查脉搏时，触摸颈动脉或股动脉搏动（图 39-10 A）；为婴儿检查脉搏时，触摸肱动脉搏动。观察不超过 10 秒，以检查动脉搏动情况（图 39-10 B）。

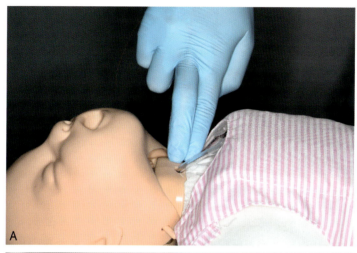

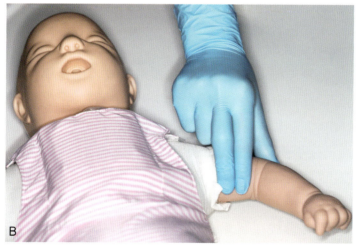

图 39-10　儿童/婴儿脉搏观察
A. 颈动脉搏动检查　B. 肱动脉搏动检查

（3）胸外按压、开放气道、人工呼吸（单个施救者）

1）将婴儿置于坚硬、平坦的表面。

2）将两根手指放在婴儿胸部的中央（略低于乳头连线，在胸骨的下半部分）。不要按压胸骨末端（图 39-11）。

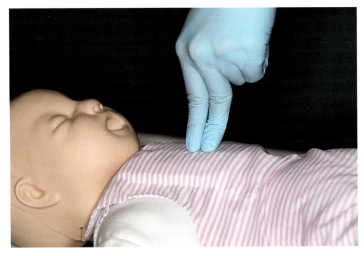

图 39-11　婴儿胸外心脏按压（单个施救者）

3）以 100~120 次/min 的速率按压。

4）按压深度应至少为婴儿胸部前后径的 1/3（约 4cm）。

5）每次按压结束后,确保胸廓完全回弹;手指不要靠在胸部上。胸外按压和胸部回弹/放松时间应大致相同。按压中断间隔尽量减少到 10 秒以内。

6）每 30 次按压后,以仰头提颏法开放气道并给予 2 次人工呼吸,每次持续 1 秒。每次呼吸应当使胸廓隆起。

7）约 5 个心肺复苏循环或 2 分钟后,如果施救者仍是单人且尚未取得应急反应系统,则离开婴儿(或随身携带婴儿),启动应急反应系统并取得 AED。

8）继续以 30∶2 的比率进行按压和人工呼吸,并尽快使用 AED。继续进行,直到高级施救人员接手或者婴儿开始呼吸、活动或者有反应。

（4）胸外按压（两个及以上施救者）

1）将婴儿置于坚硬、平坦的表面。

2）将两根拇指并排放在婴儿胸部的中央处,在胸骨的下半部分。对于非常小的婴儿,拇指可能会重叠放置。用双手的手指环绕婴儿的胸部,并支撑婴儿的背部。

3）用手环绕胸部,使用两根拇指以 100~120 次/min 的速率按压（图 39-12 A）。

4）按压深度应至少为婴儿胸部前后径的 1/3（约 4cm）。

5）每次按压结束后,确保胸廓完全回弹;手指不要靠在胸部上。胸外按压和胸部回弹/放松时间应大致相同。按压中断间隔尽量减少到 10 秒以内。

6）每 15 次按压之后,暂停片刻以便让第二名施救者以仰头提颏法开放气

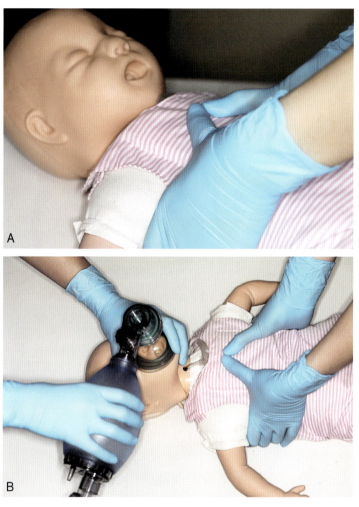

图 39-12　婴儿胸外心脏按压和人工呼吸(两个及以上施救者)
A. 手指环绕胸部　B. 心脏按压及人工呼吸

道并给予 2 次人工呼吸,每次持续 1 秒。每次呼吸应当使胸廓隆起。按压中断间隔尽量减少到 10 秒钟以内(图 39-12 B)。

　　7)继续以 15∶2 的比率实施胸外按压和人工呼吸。提供胸外按压的施救者应当每 5 个循环或每 2 分钟与另外一名施救者交换角色,从而避免疲劳,使胸外按压保持有效。继续进行心肺复苏,直到 AED 到达,高级施救人员接管或者婴儿开始呼吸、活动或者有反应。

6. 自动体外除颤器操作流程

(1)开启 AED。

(2)施救者将 AED 电极片贴在患者身上,然后将电极与 AED 连接。

应当按照电极片上的图片放置 AED 电极片(图 39-13),2 个通常的放置部位

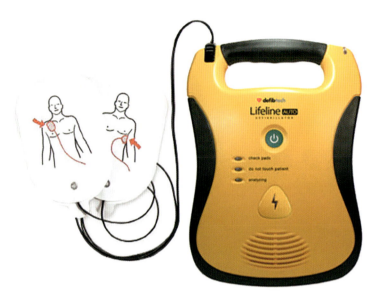

图 39-13　AED

是前侧位和前后位。前侧位是将一片 AED 电极片放置右锁骨正下方;将另一片电极片放置左乳头外侧,电极片的上缘位于腋下几厘米。前后位是将一片 AED 电极片放置左侧胸部,介于患者的胸骨和乳头直接;将另一片电极片贴在患者背部的左侧,挨着脊柱。

（3）AED 操作者在心律分析之前需要离开患者。

（4）在给予点击之前,AED 操作者需遣散周围的人。

（5）当遣散所有人后,AED 操作者按下点击按钮。

（6）如果未提示电击及给予点击后,施救者应立即从胸外按压开始心肺复苏。

7. 解除青少年及儿童气道梗阻操作流程

（1）站在(青少年)或跪在(儿童)患者身后,并将双手环绕在患者腰部。

（2）一手握拳,一手握住攥拳的手(图 39-14 A)。

（3）将握拳的拇指侧紧抵患者腹部,向上快速冲击患者腹部(图 39-14 B)。

（4）反复快速冲击,直到把异物从气道内排出来,或患者失去反应。

（5）每一次新的快速冲击都要快速有力,以便于解除梗阻。

（6）对于肥胖患者,实施胸部快速冲击法取代腹部快速冲击法。

8. 解除婴儿气道梗阻操作流程

（1）跪下或坐下,并将婴儿放在膝盖上。

（2）如果方便,将婴儿胸部的衣服脱去。

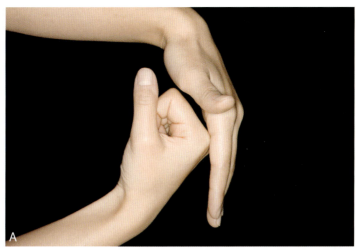

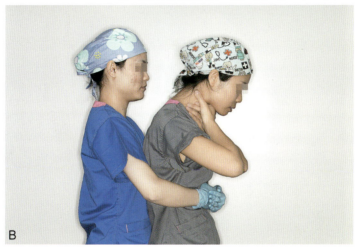

图 39-14　青少年海姆立克急救法
A. 一手握拳,一手握住攥拳的手　B. 握拳的拇指侧紧抵患者腹部,向上快速冲击患者腹部

（3）使婴儿脸朝下,使其略低于胸部,并让其头部靠在施救者的前臂上。用手托住婴儿的头部和下颌。注意避免压迫婴儿喉部的软组织。将施救者的前臂靠在膝盖或大腿上,支持婴儿。

（4）用手掌根部,在婴儿的肩甲之间用力拍背 5 次。每次都用足够的力量拍打,以尝试清除异物(图 39-15 A)。

（5）在进行 5 次拍背后,将空手放在婴儿背部,并用手掌托住婴儿枕部。婴儿将被完全抱在施救者的两只前臂之间,用一只手掌托住其面部和下颌,另一只手掌则托住婴儿枕部。

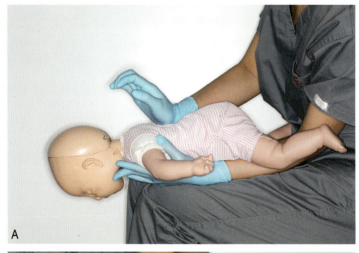

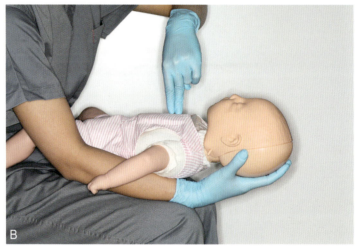

图 39-15　婴儿海姆立克急救法
A. 婴儿面部朝下的海姆立克急救法　B. 婴儿面部朝上的海姆立克急救法

（6）小心托住婴儿的头部和颈部，同时将婴儿全身翻转过来。抱住婴儿，将其脸朝上，让施救者的前臂靠在大腿上。保持婴儿的头部低于其躯干。

（7）在胸部中央的胸骨下半部提供最多5次快速往下的胸部快速冲击（操作与心肺复苏中的胸外按压相同）（图39-15 B）。以每秒钟1次的速率进行胸部快速冲击，每次都以产生足够的力量来清除异物为目的。

（8）重复最多5次拍背和最多5次胸部快速冲击的程序，直到异物清除或婴儿变得没有异常反应。

【注意事项】

1. **人工呼吸** 更推荐使用复苏气囊进行人工呼吸。我们吸入的空气含有约 21% 的氧气,而呼出的空气含有约 17% 的氧气。因而使用复苏气囊时,患者可以获得更高浓度的氧。若无复苏气囊,使用传统口对口人工呼吸,患者依然可以获得 17% 的氧气,因此施救者可为患者提供其所急需的氧气。

2. **高质量心肺复苏可提高患者存活的几率** 高质量的心肺复苏包括以下关键特征:

(1)在识别心脏骤停后 10 秒内开始按压。

(2)用力按压,快速按压:以 100~120 次/min 的速率实施胸外按压。

1)对于青少年深度至少为 5cm。

2)对于儿童深度至少为胸部厚度的 1/3(大约 5cm)。

3)对于婴儿深度至少为胸部厚度的 1/3(大约 4cm)。

(3)每次按压后让胸廓完全回弹。

(4)尽量减少胸外按压的中断(尽量使中断不超过 10 秒)。

(5)给予有效的人工呼吸使胸廓隆起。

(6)避免过度通气。

3. **胸外按压深度** 胸外按压常常太浅而不是太深。然而,研究表明,成人及青少年按压深度大于 6cm 可能会导致损伤。如果有一个心肺复苏治疗反馈装置,最好将按压深度设定在 5~6cm 之间。

4. **胸廓回弹** 胸廓回弹使血液流向心脏。胸廓回弹不完全将减少按压之间心脏的充盈量并降低胸外按压所产生的血液流动。胸外按压和胸部回弹/放松时间应该大致相同。

5. **AED 使用中特殊情况的应对措施**

(1)患者已浸入水中,或患者的胸部有很多水:如果患者在水中,请将患者从水中拉出;如果胸部布满水,快速擦拭胸部再贴上 AED 电极片;如果患者躺在雪上或小水坑中,则可以快速擦拭胸部后使用 AED。

(2)患者已植入除颤器或起搏器:如果有可能,避免直接将 AED 电极片放在植入装置上;遵循操作 AED 的正常步骤。此外,除颤器或起搏器较容易辨认,因为它们在胸部上方或腹部的皮肤下形成硬块。硬块的大小约为一副纸牌的一半。

(3)在患者放置 AED 电极片部位的皮肤表面有经皮药物贴片或有其他物

体:不要直接将 AED 电极片置于药物贴片上方。药物贴片可能阻碍将能量从 AED 电极片转移到心中,还可能对皮肤造成轻微灼伤。在不延误点击的前提下,可在放置 AED 电极片前除去贴片并将该区域擦拭干净。

【课堂/课后习题及讨论】

当患者因气道梗阻而失去反应时,应如何开展急救措施?

【参考文献】

美国心脏协会.基础生命支持实施人员手册(中文版).浙江:浙江大学出版社,2016.

（黄睿洁）

实验四十　儿童口腔急诊治疗

　　儿童口腔急症一般是指短时间内发生发展、需要尽快处理的儿童口腔疾病，不直接危机患儿生命，但不及时处理或处理不当可能给患儿造成潜在的危害。儿童口腔临床中常见的急症包括乳牙及年轻恒牙急性牙髓炎、急性根尖周炎、间隙感染、各种类型的牙外伤等。

　　儿童急症常见的急性牙髓炎大部分是由于慢性牙髓炎急性发作而致，龋源性多见。常表现为自发痛、阵发痛和夜间痛，疼痛不能定位，多数患儿无法明确指出患牙所在。冷热刺激痛可诱发疼痛或使疼痛加剧。临床检查可查及接近髓腔的深龋、充填体存在、或其他牙体硬组织疾病，患牙对叩诊的反应不如成人明显。临床上急性牙髓炎的急诊处理以开放髓腔、引流减压为主，在患儿配合时可同时去除感染牙髓。

　　儿童急诊常见的急性根尖周炎大部分是由于慢性根尖周炎急性发作而致。常表现为剧烈的自发性疼痛、咀嚼痛和咬合痛。患牙常表现为松动并有叩痛，牙龈有红肿，影像学检查可发现根尖部或根分歧部的暗影。当伴有间隙感染时，可发生患牙相对应的前庭沟变浅或膨隆、相应淋巴结肿大、全身发热等症状。急性根尖周炎的急诊处理与急性牙髓炎类似，以开放髓腔为主，在患儿配合时可同时去除感染牙髓。伴有间隙感染症状或体征时需要全身抗生素支持治疗。

　　牙外伤是指牙齿受到急剧创伤，如撞击或打击，进而引起的牙体硬组织、牙髓组织和牙周支持组织的损伤。根据 Andreasen 牙外伤分类法，牙外伤可分为：牙体硬组织和牙髓组织损伤（牙釉质裂纹、牙釉质折断、牙釉质-牙本质折断、冠折露髓、单纯冠根折、复杂冠根折、根折）、牙周组织损伤（牙震荡、亚脱位、部分脱出、侧方移位、挫入、全脱出）、支持骨组织损伤（牙槽窝粉碎性骨折、牙槽窝壁折断、牙槽突骨折、颌骨骨折），牙龈和口腔黏膜损伤（牙龈和口腔黏膜撕裂、牙龈和口腔黏膜挫伤、牙龈和口腔黏膜擦伤）。针对不同类型的牙外伤，其急诊处置方案有所不同，大致包括外伤牙的断冠粘接修复术、间接盖髓术、直接盖髓术、牙髓切断术、复位和固定术、拔除术等。

【目的和要求】

通过本实验,掌握儿童急性根尖周炎、乳牙及年轻恒牙全脱出的急诊处理措施,了解不同年龄段儿童进行口腔急症治疗时需要考虑的儿童心理及行为特点及其相关的医疗安全,了解婴幼儿急诊处理时需要实施的保护性固定。

【实验内容】

1. 乳牙急性根尖周炎的临床特点。
2. 乳牙急性根尖周炎的开髓引流。
3. 年轻恒牙外伤全脱出的急诊室处理。

【实验用品】

1. 实验器械

（1）放置了乳磨牙的牙列模型及仿头模:用于模拟临床急诊操作。

（2）计算机程控麻醉仪:用于开髓前的局部麻醉。

（3）涡轮高速手机及球钻:用于打开髓腔。

（4）冲洗空针:用于开髓患牙髓腔的冲洗。

（5）镊子:用于夹取小棉球。

（6）光固化灯:用于固化树脂、固定患牙。

2. 实验耗材

（1）小棉球:用于髓腔封闭,以免食物嵌塞于髓腔而影响引流效果。

（2）带根管系统的树脂磨牙:可以选用带根管系统的树脂乳磨牙放置于仿头模的牙列。

（3）局部麻醉药品:用于患牙的局部麻醉。

（4）拔髓针:用于拔髓。

（5）3% 双氧水、1% 次氯酸钠溶液和生理盐水溶液:用于髓腔及根管清洗。

（6）石英纤维、光固化树脂:用于固定脱位牙。

【方法和步骤】

1. 乳牙急性根尖周炎的临床特点　复习乳牙急性根尖周炎的临床特征:患儿出现剧烈的自发性疼痛、咀嚼痛和咬合痛,患牙常有松动并有叩痛。由于乳牙根管系统较恒牙复杂,侧支根管及副根管多,相互交叉,牙髓感染可迅速通过侧支根管或副根管扩散到根尖周组织。因此龋源性的乳牙急性根尖周炎常常牙髓仍有部分活力。

乳牙急性根尖周炎的开髓引流：

（1）患儿上椅位前的行为引导：缓解患儿的紧张、焦虑情绪，对于年幼的孩子若非药物性行为引导无效，可以根据患儿的体重及全身健康情况选择适当的药物性行为引导方法，或者家长进行保护性固定。实施保护性固定前须签署知情同意书，交代家长需要他们怎样的配合，以安慰、固定患儿为主；

（2）牙位的确定：因儿童主观描述不准确，准确判断急性根尖周炎患牙在临床操作中极为重要。急性根尖周炎患牙常有明显松动，影像学检查可发现根尖周或根分歧暗影、牙周膜增宽等。

（3）局部麻醉：建议使用计算机程控麻醉仪实施局部浸润麻醉，但如果患牙所对应的前庭沟变浅或膨隆、伴有面肿或唇肿者不建议使用局部浸润麻醉，避免注射麻醉药时引起感染的扩散。

（4）选用球钻、高速涡轮手机打开洞口，去净洞壁龋坏组织，开髓并揭全髓室顶。

（5）拔髓：采用合适型号的拔髓针进行拔髓，拔髓针应与根管方向尽量一致，遇到阻力后应停止插入，旋转拔髓针拔除牙髓。

（6）根管冲洗、消毒：使用 3% 双氧水、1% 次氯酸钠溶液和生理盐水溶液交替清洗髓腔及根管（图 40-1）。

（7）髓腔内放置小棉球：使用镊子在髓腔内放置无菌小棉球一枚（图 40-2）。

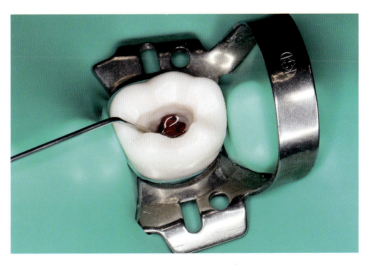

图 40-1　髓腔冲洗

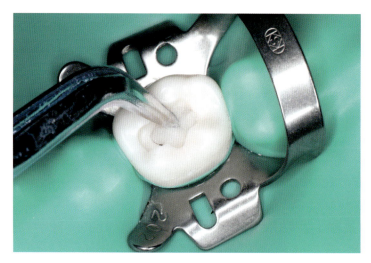

图 40-2　髓腔内放置小棉球引流

2. 年轻恒牙外伤全脱出的急诊室处理

（1）安抚外伤患儿,医师与家长确认患儿外伤时有无一过性意识丧失、晕厥等症状,排除颅脑外伤后询问牙外伤的时间、离体牙保存的介质。

（2）检查离体牙是否完整、污染程度、牙根发育程度等。本实验仅讲述无合并牙体损伤、无牙龈撕裂伤的全脱位情况。若污染较为严重,用生理盐水清洗并浸泡待用。

（3）局部浸润麻醉下小心清理牙槽窝内血凝块,不要搔刮牙槽窝,生理盐水彻底清洗牙槽窝。

（4）手持离体牙冠部,用轻力将脱位患牙放回牙槽窝。以邻牙为参照,使脱位牙的切缘与邻牙处于相同的殆曲线上。

（5）弹性固定:这一部分详见实验十六　外伤牙的复位固定术。

（6）全身用药:常规全身使用抗生素。如果全脱位的牙齿受到土壤污染,应建议家长带患儿注射破伤风类毒素疫苗。

（7）定期复查:可建议患儿预约儿童口腔科的复诊对外伤牙进行序列治疗和管理,2 周后拆除固定装置。

【注意事项】

1. 低龄儿童的急诊治疗一定要注意保护性固定,避免因为患儿突然移动体位而发生不良后果。

2. 四手操作是儿童口腔治疗医疗安全的保障。

3. 儿童急诊治疗前、治疗过程中需行为引导和管理,尽量避免牙科恐惧症的发生。

4. 因儿童牙槽骨等牙周组织较为疏松,感染容易扩散,若患儿已出现发热等全身症状,急诊开髓引流后需全身使用抗生素。

【课堂/课后习题及讨论】

1. 不合作患儿,是否应该使用橡皮障?

2. 有医师提出,不合作患儿误吞误吸风险较配合患儿更高,应使用橡皮障;而有医师提出,不合作患儿上障极困难,且增加操作时间,因而不应使用橡皮障。

【参考文献】

1. 葛立宏. 儿童口腔医学. 第 5 版. 北京:人民卫生出版社,2020.
2. DEAN J A. McDonald and Avery's Dentistry for Child and Adolescent. 10th ed. St.lous:Mosby,2015.
3. 陈永进,赵寅华. 我国口腔急诊医学现状与发展. 中国实用口腔科杂志,2016,(9)7:385-389.
4. 赵志河. 口腔正畸学. 7 版. 北京:人民卫生出版社,2020.

（黄睿洁　邹　静）

实验四十一 儿童口腔科临床访谈

在儿童口腔医学领域的日常临床工作中,临床访谈是每个患者及其监护人或照顾者在初诊、复诊及随访过程中常规进行的程序,不仅具有常规口腔临床问诊的特点,更具有丰富的技巧性,对儿童口腔科医师的专业知识、观察能力、表达能力及人文素养提出了较高的要求。以临床诊断学及临床心理学为基础,儿童口腔科临床访谈可包括三种类型,即收集资料式访谈、诊断式访谈及治疗式访谈。

收集资料式访谈主要发生在患者初次就诊时,涉及的主要内容包括基本信息采集、系统病史询问,相关系统性疾病治疗史询问、口腔基本保健情况调查及口腔健康宣教等。在访谈中主要需要了解患者基本情况,出生、发育情况、系统性疾病史、药物食物过敏史、喂养史等一系列情况,有必要时需进一步了解父母及近亲的系统性疾病史、遗传性疾病及罕见病史、药物食物过敏史、口腔疾病史等。收集资料式访谈一般是结构式访谈,主要是以医师为主导,患者及其监护人或照顾者一同参与互动问答,通过预先设定好的访谈框架包括程序、内容、时间限制等,可达到快速了解患者基本信息、基本健康情况、来诊诉求等各项信息的目的。

诊断式访谈通常发生于患者每次提出新的主诉问题时,在专科及辅助检查完成之后,主要基于患者主诉,主题包括口腔疾病史、口腔科治疗史、既往资料交流、主要治疗诉求、主要预后期待等。诊断式访谈一般为非结构式访谈,围绕主诉展开,灵活地开展对谈,可随时引入新的问题、变更问题顺序、随患者及家属思维变化。通常由医师进行组织、引出话题并引导患者进行交互问答开始,在访谈获取信息的同时,医师根据临床问题对相关信息进行梳理,对事实进行澄清,深入了解临床问题可能的来源、发展,推出可能的诊断。同时应注意将梳理的线索对患者及家属进行阶段性复述,一方面确认信息、推动访谈信息同步,一方面为患者及家属进行科普宣教并解答疑惑。对患者及家属疑问进行解答时,如有必要应辅助以示意图说明、病例图片展示、检查结果解读、量表评估等,不仅能推动访谈进展,还能表达医者的人文关怀,安抚患者及家属的焦虑、不安、低落等情绪,便于建立医患信任,为下一阶段的治疗和长期的儿童口腔保健医患关系建立打下基础。

治疗式访谈通常发生于患有口腔疾病或治疗相关心理障碍的患者及家属就诊时,最多见于患有牙科恐惧症的儿童。通常治疗式访谈在进行口腔保健或疾病治疗前,或患者发生不良口腔治疗经历之后进行,主要目的不在于获取信息或推断因果,而是对参与访谈的对象实施帮助,期待通过访谈缓解其焦虑、恐惧、应激的心理状态,使其产生积极的心理转变,并推动口腔保健的实现或优化。治疗式访谈的形式较为自由,是儿童口腔临床访谈中具有较高技术敏感性的类型,可采取观察、问答、互动、角色扮演乃至于玩耍的形式,非药物性行为管理相关技术是其重要基础。

【目的和要求】

通过本实验,掌握收集资料式访谈、诊断式访谈、治疗式访谈的相关适用场景,熟悉相关访谈所需的环境及准备,掌握三种访谈的开展方式及医师角色在其中的作用。

【实验内容】

1. 访谈前准备,角色扮演小组分组并分工。
2. 收集资料式访谈。
3. 诊断式访谈。
4. 治疗式访谈。

【实验用品】

1. **访谈环境** 诊室或会谈室,需在访谈前进行环境准备,一般需具有一定私密性,较为安静,大小适中,让患者觉得轻松,参与人员皆有座椅(图 41-1)。

2. **儿童患者可使用的玩具、抱枕、绘本** 便于模拟建立儿童友好的访谈环境(图 41-2)。

3. **模拟医师所用病例图片、笔记本及笔** 用于向患者科普或宣教。

4. **模拟患者所用病历检查资料。**

5. **模拟医师提供儿童患者奖励贴纸**(图 41-3)。

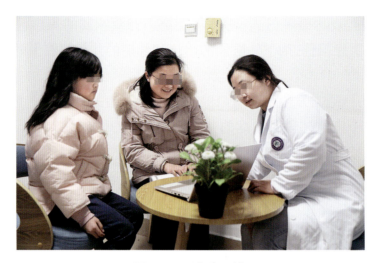

图 41-1　访谈环境

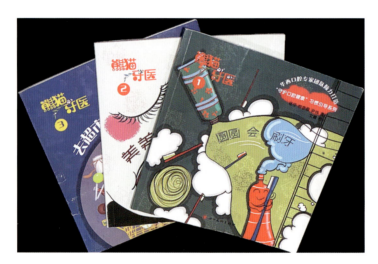

图 41-2　儿童绘本

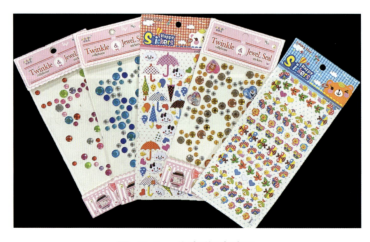

图 41-3　儿童奖励贴纸

6. **视频记录工具**　视频记录模拟访谈过程,便于教师指导学生复盘评分。

【方法和步骤】

1. **收集资料式访谈**　本实验采用角色扮演形式进行,模拟患者患有骨性Ⅲ类错𬌗畸形,课堂分小组,每组 4~5 人,1 人扮演医师,1 人扮演医师助理,1~2 人扮演患者父母,1 人扮演儿童患者。访谈限时 10 分钟,教师在旁观察并进行要点记录。

（1）医师助理自我介绍,询问并记录基本信息。

（2）医师自我介绍,询问并记录出生、发育情况、系统性疾病史、药物食物过敏史、喂养史。

（3）医师询问并记录患者父母及近亲的相关病史。

（4）访谈结束后,教师进行总结,并通过视频回放与小组成员一起总结优点及存在的问题。

2. **诊断式访谈**　本实验采用角色扮演形式进行,模拟患者患有 S-ECC 及吮指不良习惯,课堂分小组,每组 4~5 人,1 人扮演医师,1 人扮演医师助理,1~2 人扮演患者父母,1 人扮演儿童患者。访谈限时 20 分钟,教师在旁观察并进行要点记录。

（1）医师助理自我介绍,核对患者基本信息,汇报患者专科及辅助检查结果。

（2）医师自我介绍,询问患者主诉问题、口腔疾病史、口腔科治疗史、既往资料、主要治疗诉求、主要预后期待等。过程中患者及父母有问题可打断提问,进行反问,医师及医师助理可自由回答。

（3）过程中医师助理应不时对重要信息进行总结并复述,请患者及父母核对。

（4）过程中医师及医师助理应出示病例图片向患者及父母辅助说明,并绘制示意图进行补充。

（5）访谈问答环节结束后,医师及医师助理进行总结,并给出初步诊断。

访谈结束后,教师进行总结,并通过视频回放与小组成员一起总结优点及存在的问题。

3. **治疗式访谈**　本实验采用角色扮演形式进行,模拟患者患有中度牙科恐惧症,就诊行为评分为 Frankl 2 级,既往在多个口腔机构进行强制口腔治疗。课堂分小组,每组 4~5 人,1 人扮演医师,1 人扮演医师助理,1~2 人扮演患者父母,

1人扮演儿童患者。访谈限时10分钟,教师在旁观察并进行要点记录。

（1）医师助理自我介绍,核对患者基本信息,与患者简单沟通,评估患者口腔就诊行为模式。

（2）医师自我介绍,与患者父母交流,了解患者既往口腔就诊表现及相关不良口腔治疗经历情况。

（3）医师与患者父母一起与患者进行低龄儿童动画模拟游戏,通过游戏完成患者接受口镜检查口腔的任务。

（4）访谈结束前,医师对患者及父母进行总结,并鼓励患者,医师助理为患者赠送奖励贴纸。

（5）访谈结束后,教师进行总结,并通过视频回放与小组成员一起总结优点及存在的问题。

【操作要点】

1. **访谈对象**　在实验中应注意不仅要对家长进行访谈及解惑,还应注意照顾儿童患者的感受,并不时询问其是否有疑惑(图41-4)。

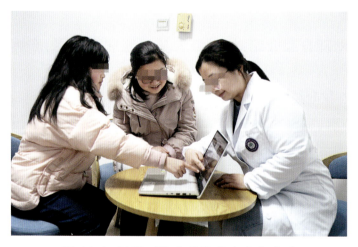

图41-4　访谈时注意关注儿童患者感受

2. **访谈时间**　访谈时间应有所控制,模拟医师应对访谈目标及主线话题进行把握,避免因偏题造成的访谈失效。

3. **教师总结**　教师在本实验主要是观察者和反馈者的角色,为学生的体验和摸索提供支持,对学生的创新进行鼓励,对疑问进行指导,仅进行时间把控,不需干预模拟访谈过程。

【课堂/课后习题及讨论】

1. 对于想了解儿童吮指习惯对口颌面系统发育不良影响的家长,请进行访谈要点总结,并绘制示意图。

2. 对于既往有被家长强迫进行口腔治疗不良经历的患者,对家长也有一定抵触心理,医师-儿童患者单独访谈是否有助于为患者建立新的医患信任?

【参考文献】

1. 葛立宏. 儿童口腔医学. 5 版. 北京:人民卫生出版社,2020.
2. DEAN J A. McDonald and Avery's Dentistry for Child and Adolescent. 10th ed. St. lous:Mosby, 2015.
3. 罗伯特 S. 费尔德曼. 儿童发展心理学. 6 版. 北京:机械工业出版社,2015.

(周　媛)